U0395639

生命的保护神

——欧咪伽-3脂肪酸

主　编　曾晓飞　董彩燕

副主编　邵子芬　陈　颖

上海科学普及出版社

图书在版编目(CIP)数据

生命的保护神:欧咪伽-3脂肪酸/曾晓飞,董彩燕主编.—上海:上海科学普及出版社,2009.3(2025.4重印)

ISBN 978-7-5427-4250-6

Ⅰ.生… Ⅱ.①曾…②董… Ⅲ.脂肪酸-作用-健康-基本知识 Ⅳ.R151.2

中国版本图书馆 CIP 数据核字(2009)第 014738 号

责任编辑 张建青

生命的保护神

——欧咪伽-3脂肪酸

主 编 曾晓飞 董彩燕
副主编 邵子芬 陈 颖

上海科学普及出版社出版发行

(上海中山北路 832 号 邮政编码 200070)

http://www.pspsh.com

各地新华书店经销 上海盛通时代印刷有限公司印刷

开本 787×1092 1/16 印张 9.5 字数 120000

2009 年 3 月第 1 版 2025 年 4 月第 12 次印刷

ISBN 978-7-5427-4250-6 定价:38.00 元

目　　录

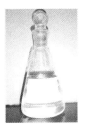

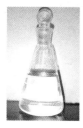

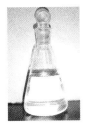

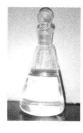

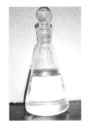

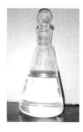

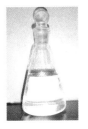

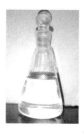

第一章　延年益寿话脂肪

脂肪其实是脂类中的一种，人体中的脂类可分成脂肪和类脂两大分支。

脂肪主要是由碳、氢、氧三种元素组成的有机化合物，是由1分子甘油和3分子脂肪酸组合而成的酯，因而脂肪又称为三酰甘油。三酰甘油约占脂肪总量的98％，广泛分布在人体的各个组织器官和体液中。脂肪主要来源于动物脂肪和植物油脂。动物脂肪中含有丰富的饱和脂肪。植物油脂则含有较多的不饱和脂肪。

类脂是脂类的另一组成部分。指的是磷脂、脂蛋白质、糖脂、胆固醇及其他脂类物质。类脂主要分布在细胞膜、神经组织等机体组织中。类脂对于人体组织的健康起着至关重要的作用。类脂主要由机体自行合成，受食物脂肪影响较小。

一、脂肪的来龙去脉

众所周知，机体中的脂肪主要来自于动物脂肪和植物油脂。当脂肪随着食物进入人体的消化系统之后，在肠道里被脂肪酶分解成极小的颗粒，进入血液中去。但是像油与水一样，进入血液中的脂肪也不会与血液融合，会凝结成不能利用的油滴。因此，为了能让脂肪顺利地进入细胞，为机体提供热量，在肝脏中脂肪会被包装成由蛋白质覆盖的颗粒，这样才易与血液融合，并随血液的循环而进行流动。这种被包裹成的脂肪，由于拥有脂肪和蛋白质，因而称之为脂蛋白。蛋白质不仅能为脂肪提供防水的功能，而且它还能把这些充满脂肪的颗粒随血液循环输送到特定的目的地。

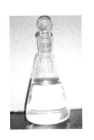

脂蛋白因脂肪及蛋白质的含量不同,分为高密度脂蛋白(HDL)和低密度脂蛋白(LDL)。高密度脂蛋白脂肪含量少、蛋白质含量多;而低密度脂蛋白则相反。因此,前者往往重且密度大,后者轻且柔软、密度小。

低密度脂蛋白通常被视为坏胆固醇,当血液中这种脂蛋白太多时,它们会在错误地点停顿下来,尤其喜欢停留在血管壁的细胞中。低密度脂蛋白一旦在血管壁中停留下来,那么极易受到高活性的自由基的攻击,从而被转化成为被氧化过的低密度蛋白质。被氧化后的低密度蛋白质就会损坏血管内壁,并引起一连串的血管系统的疾病,如动脉硬化、血管阻塞、心肌梗死等致命疾病。

与低密度脂蛋白相反,高密度脂蛋白的颗粒却能吸收血管内部或其他器官中过多的胆固醇,并把它们运输到肝脏中去处理,从而大大降低了血管中过多胆固醇被自由基攻击的危险,保护血管不受破坏。

至于那些过多的三酰甘油,由于没有被蛋白质包裹起来,因而悬浮在血液中,导致血脂升高,并囤积在机体中,引发肥胖及心脑血管等一系列疾病。

二、脂肪的家庭成员

脂肪均是由1分子甘油和3分子脂肪酸组成的,而脂肪酸则是由碳链与氢原子结合而成的。各种脂肪由于脂肪酸的脂肪链长短不一,因此形成了明显的区别。脂肪链越长,那么脂肪在自然状态下即呈液态,反之,则呈固态。正是这种区别,才导致脂肪酸分成饱和、单不饱和、多不饱和及反式四种。

1. 饱和脂肪酸

主要是由硬脂酸、棕榈酸构成,是动物脂肪的主要构成成分。这种脂肪酸的分子中全是饱和的键,因此所构成的脂肪熔点较高,在自然状态下呈固态或半固态,通常称之为脂。饱和脂肪被视为对人体有

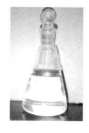

害的脂肪酸,过多摄入会升高血液中胆固醇及低密度脂蛋白的浓度,当低密度脂蛋白被氧化后,失去了原有的构型,而不被低密度脂蛋白受体所识别,而被吞噬细胞视为异物加以吞噬,最后形成泡沫细胞沉积在血管壁中,具有强烈的致动脉粥样硬化的作用。因此,饱和脂肪酸常常被视为坏脂肪,严格控制过多摄入。

2. 单不饱和脂肪酸

主要由油酸及棕榈油酸构成,单不饱和脂肪酸含量较高的油脂有橄榄油和菜籽油,其中以橄榄油的单不饱和脂肪酸的含量最高,可达80%以上。单不饱和脂肪酸的最大优点是:它只有1个不饱和键,脂肪链的构成比较稳定,因而不易被氧化,是比较安全的食用油脂。地中海沿岸的居民,之所以心血管疾病的发病率相当低,这与他们终生食用单不饱和脂肪酸的橄榄油是分不开的。国际上著名的营养专家经过大量的研究,证实了单不饱和脂肪酸不仅能使机体中高密度脂蛋白升高,而且还能有效地降低低密度脂蛋白及三酰甘油,从而大大降低心脏病等心血管疾病的发病率。

3. 多不饱和脂肪酸

主要是由2个以上的不饱和键构成,多不饱和脂肪酸是人体不能合成的,是必须由食物供给的必需脂肪酸。

在多不饱和脂肪酸中,由于碳原子所处的位置不同,又分为 ω-3 脂肪酸和 ω-6 脂肪酸。ω-3 脂肪酸的第一个双键出现在倒数第三个碳原子之后,又称亚麻酸,主要来源于亚麻籽油、低芥酸菜籽油中,特别犹以亚麻籽油中的含量为最高。ω-6 脂肪酸的第一个双键则出现在倒数第六个碳原子之后,又称亚油酸,主要来自于各种植物油中。

科学家经过长期的研究认为,尽管 ω-3 脂肪酸与 ω-6 脂肪酸的结构上仅只有轻微的差别,尽管两者均是人体必需的脂肪酸,但是如

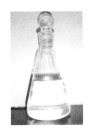

果摄入比例不当,会引发各种疾病。因为 ω-6 脂肪酸和 ω-3 脂肪酸在人体中均公共接受 $\Delta 6$ 不饱和化酶、碳链延长酶和 $\Delta 5$ 不饱和化酶的作用。当 ω-6 脂肪酸过多时,会独占与不饱和化酶和碳链延长酶的结合,合成花生四烯酸(AA)。接着花生四烯酸会和环氧化酶及脂氧化酶合成人体的炎症因子前列腺素 E_2 和白细胞三烯 B_4。如果有足量的 ω-3 脂肪酸进入人体之后,会与 ω-6 脂肪酸去竞争和不饱和化酶、碳链延长酶的结合,阻止花生四烯酸的合成,生成 EPA 和 DHA,从而有效地阻止了前列腺素 E_2 和白细胞三烯 B_4 这两种致炎因子的生成,保护机体不受炎症的侵蚀。因此,国际上权威的专家一致认为,ω-3 脂肪酸与 ω-6 脂肪酸的摄入比例以 1:4 为好。这样,疾病就很难缠身。不过,日本的著名医学专家生田哲认为,如这两种脂肪酸的摄入比例能达到 1:1,那么一般人只需 1 年左右的时间,就能从根本上走出亚健康。

4. 反式脂肪酸

脂肪酸按空间结构可分为顺式脂肪酸(其双键两端碳原子上的两个氢原子都在键的同侧)和反式脂肪酸(其双键两端碳原子上的两个氢原子在键的不同侧)。

反式脂肪酸的发现是在一个世纪之前。科学家通过对植物油的加热,发现液态的植物油固化了。进一步的研究发现,原来氢附着在一些双键的碳原子上,从而变成了单键,同时,另一些仍然保持着双键的伸直,成为一种新的形状,从而赋予了脂肪新的化学、物理特性,这种人为改变了形态的脂肪,被称为反式脂肪。食品化学家发现,这种固态了的植物油比液态的植物油不仅便于运输,而且还不易被氧化变质,口味又相当不错,因此被大量用于食品的加工中去。谁知道,这一意外的发现,却给人类带来了无穷的灾难。大量的研究证明,反式脂肪酸比饱和脂肪酸对人体的危害更大,是人类导致心脑血管疾病频发的元凶之一。

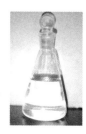

三、脂肪的生理功能

大家知道,脂肪是人存活的三大必不可少的能源物质之一,人体如没有脂肪,那么生命就不复存在。其实脂肪的功能是多方面的,人们之所以会对脂肪造成那么多的误区,常常会谈脂色变。这主要是与不了解脂肪、吃错脂肪有关。只要我们深入地认识脂肪,恰到好处地使用脂肪,那么脂肪会发挥出应有的功能,为人的健康长寿服务。

1. 提供热量的功能

生命的存在需要消耗一定的热量。人即使在静止状态,也需要热量的供应。脂肪是高效的热量物质,每克脂肪含有 37.62 焦耳(9 卡)的热量,而碳水化合物和蛋白质每克仅含 16.72 焦耳(4 卡)的热量。因此人体的热量有 35%～40%是从脂肪中获得的,这些热量支撑着人体正常的生理活动。如果没有脂肪提供热量,那么人就寸步难行,生命的火花就会熄灭。大家知道,各种脂肪均能提供热量,但是有的脂肪有益健康,有的脂肪则会对生命构成威胁,关键只要吃对脂肪,脂肪就没有什么可怕的了。

2. 储存热量的功能

脂肪有一个很重要的特点,当它用不完的时候,就会在体内储存起来,当人体需要大量的热量时,脂肪就会把储存起来的热量释放出来供人体消耗。这种功能虽然对于现代人来说并不是什么好事情,但在特殊条件下,特别是人身处绝境,无法得到热量补充时,人体内储存着的脂肪会释放出维持生命的热量,因此在这种情况下,脂肪的储存功能是十分有用的。

3. 维持体温的功能

人的体温之所以能维持在一个恒定的状态,脂肪可以说功不可

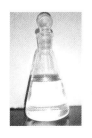

没。因为脂肪是一种热的不良导体,皮下的脂肪组织既可在寒冬阻止身体热量的散发,又能在酷夏阻隔高温对人体体温的干扰,使人始终保持正常的体温。

4. 保护身体组织的功能

首先由于有了脂肪组织,心、肺、胃、肾等器官的固定有了保障,这些脏器不会因此而移位。其次,脂肪组织起到了器官、关节和神经组织的隔离层的作用,有了脂肪组织就可以有效地避免组织之间和器官之间的相互摩擦,造成不必要的伤害。此外,脂肪还能起着保护的功能,当人体遭外力的冲击时,脂肪可达到缓冲的作用,避免内脏器官破裂出血。

5. 承载脂溶性维生素的功能

维生素又称维他命,是维护人的生命的营养元素。人体需要的维生素有 13 种,根据其溶解性可分为水溶性维生素和脂溶性维生素两大类。脂溶性维生素有一个明显的特点,那就是只溶于脂肪和大多数有机溶剂,不溶于水。脂溶性维生素共有 4 种,即维生素 A、维生素 D、维生素 E 和维生素 K。这 4 种维生素只溶于脂肪,如果脂肪缺乏,那么势必会造成脂溶性维生素无法被人体吸收和利用,后果是十分可怕的。维生素 A 缺乏会导致夜盲症、皮肤粗糙及角膜干燥,同时还会降低机体的抗癌能力;维生素 D 缺乏会造成骨软化症、佝偻病及骨质疏松症的发生;维生素 K 缺乏会出现出血不止、新生儿出血症等症状;维生素 E 缺乏的后果则更加可怕,因为维生素 E 是强烈的抗氧化剂,当不饱和脂肪酸被氧化后,就会变成破坏细胞的过氧化脂质,细胞是构成身体的要素,没有细胞就没有生命,一旦细胞遭到破坏,那么后果不堪设想。维生素 E 是脂溶性的,在脂肪的作用下,维生素 E 会在细胞膜中集结待命,以防止自由基对构成细胞膜磷脂中的不饱和脂肪酸的攻击。如果人体中脂肪不足,那么细胞膜上的维生素 E 就会严重不

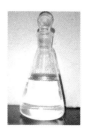

足,那么细胞膜就极易被氧化,后果是十分严重的。从这个意义上说,人体严重缺乏脂肪,不仅会加速衰老,而且还会危及生命。

四、脂肪的食用误区

虽然脂肪是生命生存的必要营养元素,但是由于脂肪会因摄入不科学而造成众多疾病,于是人们对脂肪产生了不好的印象,唯恐脂肪摄入过多。其实脂肪并没有那么可怕,可怕的是人类走进了脂肪食用的误区。

1. 完全拒绝脂肪的摄入

由于长期摄入高脂饮食会增加患心脏病、癌症、糖尿病和肥胖症的概率,于是有人改用低脂和无脂饮食,认为这样做既安全又可靠,从此再也用不着为脂肪的过多摄入而烦恼了。其实,这是一个十分有害的天大误区,因为脂肪在人体中发挥着维持生命的功能,脂肪又是细胞膜、激素及血液的基本构成物质。特别对于细胞来说,脂肪犹如高楼大厦中的钢筋。缺少脂肪,细胞这栋大楼就会垮塌。特别是必需脂肪酸,不仅参与细胞膜的构成,而且在调节人的免疫力、维护人的生殖系统的健康及阻止慢性炎症的发生中,起着举足轻重的作用。因此,拒绝脂肪的摄入是十分有害的。问题是如何正确识别食物中的好脂肪和坏脂肪,拒绝坏脂肪的摄入,适量地、科学地摄入好脂肪,这样不仅对机体无害,而且有益。

2. 植物油安全可放心食用

这种脂肪摄入的误区,可能会被大多数人所接受。认为长期吃植物油对健康有益,不会出现因过多摄入动物油脂而引发冠心病等心血管疾病的危险。其实长期吃植物油,不仅不安全,而且还十分有害。因为植物油绝大多数属多不饱和脂肪酸,不饱和脂肪酸最大的弱点就

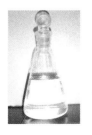

是特别容易受到自由基的攻击,从而导致氧化,使人体内的过氧化物增加,当过氧化物与蛋白质结合便会形成脂褐素。脂褐素一旦过多,会在器官中沉积起来,促使人早衰。过氧化物增加还会影响人体对维生素的吸收,从而增加乳腺癌、结肠癌的发病率。过氧化物还会黏附在血管壁、肝脏、脑细胞上,引起动脉硬化、肝硬化、脑血栓及老年痴呆症的发生。因此,植物油并非是绝对安全的。其次,植物油中往往 $\omega-6$ 脂肪酸的含量过多。$\omega-6$ 脂肪酸是癌症细胞的最佳营养,同时也是引发炎症因子的主要原因。因此,长期过量摄入植物油绝对会助长癌细胞和慢性炎症的发生。正确、科学的脂肪摄入方法,应该是动、植物油脂合理搭配,交替食用,取两者的长处,弥补两者的短处,这样才有利于健康。

3. 炒菜时油放多一点营养好

有人要问,既然脂肪是机体必需的三大营养元素之一,而且脂肪又有着那么多的生理功能,只要各种油搭配得合理,多摄入些油有利于营养的吸收。其实这种认识也是脂肪摄入误区中的一种。因为,无论动物油脂,还是植物油脂,它们均是高热量物质。一克脂肪所产生的热量2倍于蛋白质和糖类。因此,过多摄入脂肪,必然会导致人消耗不了,只得在人体中储积起来。这些堆积在人体内的脂肪,几乎没有消耗的机会,如果每天依然在炒菜时多放一点油,那么过多的脂肪因无法消耗掉,会在人体中越积越多,最后导致肥胖症及心血管疾病的发生。至于每人每日摄入的脂肪以多少为佳,中国营养学会经多年的研究,提出了每人每日的烹调油摄入量为25克。25克是什么概念,大概就2汤勺的量。而且这2汤勺的油,不仅仅指的是炒菜的油,而且还包括肉、蛋等食物中所含的脂肪。因此,为了你的健康,不仅要吃对脂肪,而且还要少摄入脂肪。

4. 只有动物油脂才会致人肥胖

持这种观点的人,言外之意是植物油不会致人肥胖,因此即使

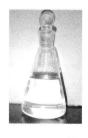

多食用植物油脂也不会导致肥胖的发生。其实,这也是脂肪食用的一大误区。如果将动物油和植物油放在一起,应该说从本质上是没有什么区别的,因为它们均是1分子甘油和3分子脂肪酸组成的脂肪。如果有一点微小的差别的话,就是在它们的脂肪酸的结构上,动物油的脂肪链呈饱和状态,而植物油的脂肪链则呈不饱和状态,因此动物油脂进入人体之后,会导致人的血脂升高、动脉出现粥样硬化,增加冠心病和脑中风的发生概率。而植物油脂的脂肪酸由于呈不饱和状态,所以进入人体之后,具有抗血栓、降低坏胆固醇、缓解动脉硬化的功能。但是,无论是动物油脂,还是植物油脂,均是高热量物质,一般成年人每天需要的正常热量为1 800千卡,也就是说每日的脂肪摄入量应该低于60克,否则机体就难以消耗掉。人体如果消耗不了,均会在机体中储积起来。这种储积达到一定的量,就会致人肥胖。因此,无论那种油脂均应适量摄入,过多摄入都会致人肥胖。

5. 人造奶油吃一点问题不大

这是一种对人的健康会产生很大危害的脂肪摄入误区。所谓人造奶油,就是专家常常提到的反式脂肪。反式脂肪就是通过人工加入额外的氢原子,致使植物油中的脂肪链由顺式的转变为反式的。专家长期研究表明,反式脂肪不仅像饱和脂肪一样,能够提高低密度脂蛋白(坏)、降低高密度脂蛋白(好),而且由于人体中的代谢系统,无法将这个"异物"分解和代谢转化为热量,因而会在人体内储存起来,造成了反式脂肪在人体内只进不出的严重局面,时间一久这种危害是无法想象的。此外,反式脂肪由于口感好,不易被氧化,因此被广泛用于食品加工之中,人们平时所喜爱的炸薯条、方便面、快餐、烘烤食品、花生酱等食品中均能找到人造奶油、蔬菜起酥油、食用氢化油等反式脂肪的踪影,可以说让人防不胜防。由于反式脂肪进入人体之后,无法代谢转化为热量。因此过多摄入后不是问题不大,而是问题很大,应引

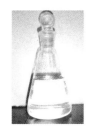

起高度的警惕。

6. 低脂食品可以减肥

这是一种颇具欺骗性的脂肪食用误区。因为常人认为，无论何种脂肪，只要过量摄入后，如不能及时消耗掉，均会在人体中储存起来，导致肥胖的发生。那么唯有减少脂肪的摄入，才能真正有效地防止肥胖的发生，因此低脂减肥疗法风行一时。然而，那些奉行低脂疗法的人，尽管坚持了好长一段时间的低脂生活，但是体重并没有减下去，不少人的体重反而增加了，这是什么原因呢？原来，在自然油脂和人体自身脂肪中，均含有多种特殊的化学物质。这些化学物质可以有效地提高人体内的"温度自动调节器"，使机体的代谢增快，从而耗去更多的热量，防止脂肪在人体中的堆积。而那些低脂的食品，由于缺少这些特殊的化学物质，因而代谢相当慢，即使摄入了少量的脂肪，它仍然会全部在体内堆积起来，使体重有增无减。至于食品商人推出的低脂食品，那更是脂肪食用的误区，因为大凡低脂食品均除去了可迅速将食物转化为人体细胞消耗的热量化学物质，低脂减肥也就成了一句空话。因此，长期食用低脂食品只会加剧肥胖，而没有半点的减肥效果。

7. 食用油越精越好

现在的食用油，由于采用了精炼技术，因此油的外观清澈、透明，几乎不含一点杂质。人们自然对这种食用油产生好感，认为油越纯净、透明，营养价值就越高。其实，这也是一个极大的误区。所谓精制油就是在提炼的过程中加入了脱臭和去杂质的工艺，以求去除臭味和有毒物质。不过这种精炼技术，往往好坏不分，在去除有毒物质时，同时也将有益的成分如维生素也去除掉了。虽然油看起来品相很好，但营养成分却大打折扣。因此，精制油和精制米一样，营养成分均十分残缺，长期食用对健康不利。

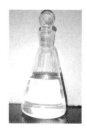

五、植物油脂面面观

由于植物油相对于动物油营养价值较高,且具有一定的降低坏胆固醇、抗血栓、缓解动脉硬化的功能。因此,人们几乎都选用植物油。但植物油并不都是十分安全的,由于它们之间脂肪链的结构有着一定的差别,因此决定了它们的营养价值也有着一定的差别。如何选择机体最愿意接受,且对健康有益的食物油,显然是摆在每个人面前的一道难题。不过,我们可以对各种植物油作些分析,帮助你如愿地找到合适的食用油脂。

1. 比较容易氧化的花生油

顾名思义,花生油是用花生榨制的食用油。由于我国是花生种植的大国,花生资源十分丰富,加上花生油香气袭人,因此花生油是我国国民用得较多的食用油。

花生油一般呈淡黄透明、色泽清亮、气味芬芳、比较容易消化,因此深受人们喜欢。花生油富含不饱和脂肪酸,含量达到80%以上,其中油酸占41.2%、亚油酸占37.6%。此外软脂酸、硬脂酸和花生酸等饱和脂肪酸占到19.9%。令人遗憾的是,花生油中人体最需要的亚麻酸($\omega-3$脂肪酸)仅占不到1%,而亚油酸($\omega-6$脂肪酸)含量过高,两者之间的比例达到1:37,远远高于健康的摄入标准。因此,过多摄入花生油有着潜在的健康危险。

花生油还有一个很难克服的缺点,那就是非常油腻,放久了会自动氧化、分解,导致油脂的酸值上升、过氧化物增多、口感变差、营养成分遭到破坏。过氧化物进入人体后,会与蛋白质结合成为脂褐素,这是一种能致人产生疾病及加速衰老的有害物质。

当然花生油并非一无是处,花生油中的胆碱可以改善人大脑的记忆力,延缓脑功能的衰退;花生油可有助于胆固醇分解成胆汁并排出

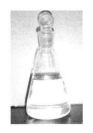

体外,从而能有效地降低人体血浆中胆固醇的含量;此外花生油含有一定量的磷脂、维生素 E,对于保护血管、防止血栓形成、防止冠心病有一定的帮助。因此,花生油不要久用、多用,最理想的是与其他植物油交替使用,以弥补彼此的不足。

2. 心血管疾病患者不宜食用的菜籽油

菜籽油,又称菜油、油菜籽油、香菜油,是一种用油菜籽榨制的食用油。菜籽油由于营养丰富、色清味香,加之油脂结构较稳定,不易被氧化,有"东方橄榄油"的美称,长期食用有利于防止血管硬化、高血压和肥胖症的发生,因此被我国国民作为首选食用油。

菜籽油的营养价值确实十分高,胆固醇的含量很少,很容易被代谢。菜籽油中的油酸和亚油酸($\omega-6$脂肪酸)的含量高达 80% 以上,人体最需要的亚麻酸($\omega-3$脂肪酸)也达到 12% 左右,这在一般植物油中是非常罕见的,对健康十分有益。但是,菜籽油也有一定的局限性,对于心血管疾病患者来说,菜籽油是大忌,因为菜籽油含有 40% 的芥酸。对于正常人而言,芥酸并不可怕。但是对于心脏病患者来说,却会造成"心脏脂肪沉积",会直接危害人的健康,造成严重的后果。因此,为了避免悲剧的出现,联合国粮农组织及世界卫生组织均对菜籽油中芥酸的含量作出了严格的限制。因此,为了自身的安全,各种心脏病,尤其是冠心病和高血压病患者应少吃、不吃菜籽油。

3. 热稳定性较差的大豆油

大豆油,俗称豆油,也是国民用得较多的食用油。大豆油的色泽较深、品相较差、有特殊的豆腥味。大豆油最大的缺点是热稳定性较差,加热时会产生较多的泡沫。大豆油十分容易氧化,氧化后会有一种"豆臭味"溢出,变质后的豆油是绝对不能摄入的,因为过氧化物进入人体后对健康十分有害。不过大豆油品相虽然难看一点,但它的脂

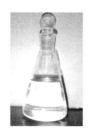

肪酸结构比其他植物油脂合理。大豆油中饱和脂肪酸占16%、单不饱和脂肪酸占44%、多不饱和脂肪酸占37%、亚麻酸(ω-3脂肪酸)占7%。因此具有较显著的降低血清胆固醇含量,预防心血管疾病的功效。

4. 高温煎炸理想的葵花籽油

葵花籽油,澄清透明、自然爽口、不油腻。葵花籽油富含维生素E,不仅在烹调时不易被氧化,而且长期食用可以延缓衰老,使肌肤润泽富有弹性,从而达到由内到外的美容效果。

葵花籽油最大的优点是耐氧化,即使在高温条件下的煎炸,也不会使油质发生变化,能较长时间保持稳定,因此它是一种高档的健康食用油。不过葵花籽油也有其一定的弱点,那就是亚麻酸(ω-3脂肪酸)的含量较低,只占2%,饱和脂肪酸占10%,不饱和脂肪酸却高达88%。按食用油的脂肪酸最佳配比来说,ω-6脂肪酸与ω-3脂肪酸的比例相差太多。虽然ω-6脂肪酸有助于降低人体内的胆固醇,防止血管硬化和预防冠心病的发生,但由于ω-3脂肪酸含量过少,会引发炎症和癌症。因此,如能将葵花籽油与其他食用油搭配、交替使用,那么效果会更好,特别是煎炸食物时,使用葵花籽油,那是绝对安全的。

5. 营养丰富的芝麻油

芝麻由于富含蛋白质、脂肪、钙、磷、铁及维生素 A、维生素 D、维生素 E 等营养物质,历来被视为抗衰老食物。因此,用芝麻榨成的食用油自然也以营养丰富而著称。经常食用芝麻油可调节毛细血管的渗透作用,加强人体组织对氧的吸收能力、改善血液循环,促进性腺发育、延缓衰老、保持青春。

然而芝麻油也有美中不足,那就是亚油酸(ω-6脂肪酸)含量过高,而亚麻酸(ω-3脂肪酸)几乎难觅踪影。

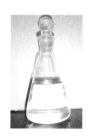

6. 最易被人体所接受的橄榄油

在迄今所掌握的植物油类中,橄榄油可以说是目前为止最适合人体营养的油脂。与其他植物食用油相比,橄榄油所含单不饱和脂肪酸是最为丰富的,高达79%以上,多不饱和脂肪酸仅占8%,饱和脂肪占13%。单不饱和脂肪酸最大的优点是不易被氧化,不仅能帮助机体提升高密度脂蛋白,而且还能有效地降低低密度脂蛋白,使脂肪不易在人体血管壁、心脏冠状动脉等部位沉积,从而可以大大减少心血管疾病的发生。

橄榄油由于含有丰富的维生素及抗氧化物,人体消化吸收率极高,因此是胃肠消化系统最愿接受的食用油。它能使血脂降低,以减少胆囊炎和胆结石的发生。它还具有减少胃酸,阻止胃炎和十二指肠溃疡等疾病发生的功能。

橄榄油对人的骨骼系统和神经系统的发育起着重要的作用,原因就在于橄榄油能增强人体对钙、磷、锌等矿物质的吸收。

值得一提的是,橄榄油具有抑制癌症发生的功能。原来,橄榄油中富含维生素E及β-胡萝卜素、多酚等抗癌物质。因此,长期食用橄榄油可预防癌症的发生。

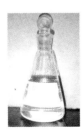

第二章　弊大于利的饱和脂肪酸

饱和脂肪主要存在于动物脂肪中,如猪油、黄油、肥肉等,植物中的棕榈油、椰子油也属饱和脂肪酸。饱和脂肪酸的特征十分明显,即在常温之下会凝固,呈脂状。

饱和脂肪酸由于凝固度高,进入血液循环后十分容易在血液中凝固,导致血液变得十分黏稠。饱和脂肪酸由于它的脂肪链接十分死板,因此极不易被机体分解消耗,从而慢慢在人体中沉积起来,引起人的肥胖。此外,饱和脂肪酸中含有大量的中性脂肪及低密度脂蛋白(坏胆固醇),而这两种极易被自由基攻击氧化的物质,最后会聚集在血管壁上,致使动脉发生粥样硬化,血管变窄,引发高血压及心脑血管病变,因而饱和脂肪酸是对人体十分有害的脂肪酸。

但是饱和脂肪酸并不是一无是处,因为饱和脂肪酸中含有对心血管有益的多烯酸脂蛋白,对于改善大脑动脉营养与结构,抗高血压和预防脑中风有一定的作用。因此,饱和脂肪酸并不是一味绝对禁止食用。

一、饱和脂肪酸与脂肪肝

当富含饱和脂肪酸的食物进入人体后,首先会在小肠内分解成为甘油、游离脂肪酸和三酰甘油,并以脂肪微粒的形态被肠道上皮细胞所吸收,重新被组合成中性脂肪,并且在其外面包上一层由卵磷脂和蛋白质形成的膜,以乳糜颗粒的形态通过淋巴系统进入人的血液中。乳糜颗粒在通过血液的运输过程中,被毛细血管壁的细胞进一步分解成脂肪酸和甘油,其中脂肪酸进入了肝脏参与代谢。当肝细胞摄入了

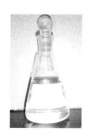

脂肪酸之后,有可能再度被合成为三酰甘油。如果长期过量摄入饱和脂肪,必然会导致血液中的乳糜微粒大幅度增加,使肝细胞摄取脂肪酸后合成的三酰甘油增加。但是肝脏的代谢毕竟是有限的,当肝脏的三酰甘油合成能力远远超出其转出量时,三酰甘油就会在肝脏细胞中储存下来,并妨碍肝糖原的合成,日久便形成了脂肪肝,从而使肝细胞的生理功能遭到破坏。因此严格控制饱和脂肪酸的摄入,是预防或减缓脂肪肝的唯一有效的办法。

然而,人们对脂肪肝并不重视,认为脂肪肝既不痛,又不痒,因而掉以轻心。其实,脂肪肝的危害是很大的,且不说脂肪肝发展下去会引起纤维化及肝硬化。光凭肝的解毒功能而言,脂肪肝会给它带来极为不利的影响。因为患上脂肪肝之后,肝脏的解毒能力就会快速下降,毒物在人体内储积,会导致人的中枢神经系统功能障碍和药物中毒。其次,肝脏是人的免疫调控中心。肝脏具有吞噬、杀灭病原微生物、清除衰老细胞、清除体内毒素并分泌细胞因子等调整免疫及抗肿瘤的功能。如果出现脂肪肝,那么肝细胞的这些功能便会被削弱,最后导致人体免疫力下降。因此,脂肪肝并非是小事,要杜绝脂肪肝的发生,应从源头抓起,减少饱和脂肪酸的摄入。

1. 脂肪肝特别容易被忽视

如果一个人患上肝炎,他必然会忧心忡忡。而当一个人患上脂肪肝,他却并不当一回事,酒照喝、动物脂肪照吃,一点也不忌讳。原因是什么呢？原来,脂肪肝不仅早期没有症状,即使到了中、晚期也没有明显的不适,很少有脂肪肝患者的肝部有疼痛的感觉。正因为这个原因,绝大部分患者并不感到脂肪肝对健康有任何的威胁。脂肪肝之所以给患者一个没有明显症状的错觉,这是与肝脏的结构有着密切的关系。原来肝脏是一个没有感觉神经的脏器,被称为"沉默的器官",即使肝脏中堆积了很多脂肪,甚至出现炎症,也不会感觉到疼痛。正因为如此,人们往往麻痹大意,忽视了脂肪肝的存在,导致脂肪肝慢慢地

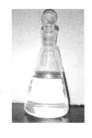

向纤维化，甚至硬化演变，最后酿成不可挽回的后果。

　　肝脏既是代谢器官，又是解毒器官，而且还是全身的免疫调控中心，一旦肝脏被脂肪侵占，那么必然会引起脂肪代谢的紊乱、解毒功能及免疫力的下降。因此，千万不要轻视脂肪肝的危害。

2. 脂肪肝也是肝炎

　　正常人的肝脏，肝细胞是整整齐齐地排列着，并被分割分许多肝小叶，这些肝小叶组成了叶片状的肝脏。人一旦过多地摄入饱和脂肪酸，机体无法及时进行消耗，那么多余饱和脂肪酸中的一部分脂肪进入肝脏，它们在肝细胞中安营扎寨，将肝细胞撑得 5 倍那么大，有的过大脂滴甚至会将肝细胞撑破，使肝脏出现炎性病变。当被撑破细胞膜的肝细胞死亡后，人体血液中的免疫细胞便会纷纷出动，涌向死亡肝细胞的部位，对死亡肝细胞进行围歼、清除，为肝细胞的再生创造条件。但是肝细胞再生会留下一些瘢痕，并长出纤维组织，这为肝脏的硬化埋下了伏笔。因此，从这个意义上说，脂肪肝本身就是一种炎症。

　　根据脂肪肝炎症及纤维化的程度，脂肪肝在临床上分为三个阶段，即轻度脂肪肝、中度脂肪肝及重度脂肪肝。轻度脂肪肝通常炎症尚不明显，肝脏约有 1/3 左右的肝细胞被脂肪侵占，患者一般没有任何的不适反应。中度脂肪肝，又称脂肪性肝炎，患者的肝脏约有 50％ 的肝细胞被脂肪侵占，肝脏出现肝细胞坏死及炎症，在这一阶段如不及时加以干预，脂肪肝的症状会加速发展。重度脂肪肝，又称之为脂肪肝性肝硬化，在这一阶段肝脏器官和细胞几乎全被脂肪所占领，肝脏已无法正常工作，失去了所有的生理功能。

3. 警惕脂肪肝向肝硬化发展

　　早期的脂肪肝并不可怕，只要注意加强活动，减少饱和脂肪酸的摄入，那么脂肪肝症状的发展是可以得到抑制的。但是如不引起警惕，单纯性的脂肪肝会向中、晚期发展，直至肝脏细胞全被脂肪侵占，

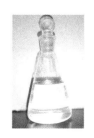

肝细胞的胞浆中充满了脂肪微粒,从而引起肝细胞的破裂和坏死,使肝脏进入脂肪性肝炎的阶段。

4. 脂肪肝有可能会演变成癌症

虽然脂肪肝演变成癌症的概率相当小,但毕竟是存在的。那么脂肪肝为什么会演变成癌症呢?原来脂肪肝的发展是有规律的,当脂肪肝发展到一定程度之后,肝细胞会发生变性、坏死。如果脂肪肝长期得不到治疗,接着就有可能成为脂肪肝性肝炎和肝纤维化,直至发展成肝硬化。据国内外的权威资料统计,脂肪肝的肝纤维化发生率为25%,而最终演变成肝硬化的为8%。肝硬化是肝癌最常见的一种病因,一旦出现肝硬化,患者就会发生肝腹水、静脉曲张和消化道出血,个别的患者还会出现脂肪栓塞。肝脏是机体最大的解毒器官,当肝脏硬化后,肝脏的解毒能力即发生障碍,体内大量的毒素就会滞留在肝脏中,从而引发癌变。虽然这种结果可能性较小,但也应引起足够的重视。

二、饱和脂肪酸与高胆固醇血症

胆固醇是一种类脂物质,人体中的胆固醇一部分来自食物,另一部分是机体自行合成的。

胆固醇有着特殊的作用,因为它是构成细胞膜和生物体膜的主要成分。没有胆固醇,细胞膜就会不复存在,细胞的生命也就无从谈起,因此胆固醇是人体不可缺少的一种脂类物质。在正常情况下,从食物中摄取和由身体自制的胆固醇总量与胆固醇分解代谢的总量保持着一种动态的平衡,使人体中胆固醇的含量始终处于100～150克的范围内。但是胆固醇过多,也会引起灾难。因为过多的胆固醇找不到出路,便只能在动脉血管壁中沉积下来。最可怕的是,这些黏附在动脉血管中的胆固醇极易遭到自由基的攻击,使动脉血管壁内膜出现粥样的斑块,致使动脉血管老化、变脆、失去弹性。因此,人体内胆固醇过

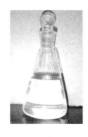

多绝对不是好事。那么胆固醇为什么平白无故地增高呢？原因十分简单，主要是由于某些原因使胆固醇的平衡被破坏。这些原因大致有胆固醇吸收增多、合成胆固醇的机能亢进、胆固醇分解代谢减少。而能引起这些原因的主要因素是与饱和脂肪酸摄入过多有关。其一，饱和脂肪酸本身富含胆固醇；其二，饱和脂肪酸会刺激肝脏合成胆固醇。因此，严格控制饱和脂肪酸的摄入，是减少人体和血液中胆固醇含量的最有效的办法。

1. 维持胆固醇的平衡

虽然胆固醇是生命不可缺少的物质，但是人们对胆固醇似乎并没有什么好印象，认为许多心脑血管疾病均是胆固醇惹的祸。其实并非如此，胆固醇与脂肪酸一样也有好坏之分。胆固醇由于是脂类物质，因此它不能直接溶于水，只有被亲水性的磷脂和蛋白质包裹起来形成脂蛋白之后，才能进入血液循环中。这些内含胆固醇的脂蛋白根据颗粒大小分为高密度脂蛋白（HDL）和低密度脂蛋白（LDL）。正因为他们的颗粒大小不同，因此生理功能也截然不同。低密度脂蛋白会将肝脏制造出来的胆固醇运送到身体的各个组织中去，这些脂蛋白本身是没有什么危害的。但是，它们往往喜欢在动脉血管中走走停停，并在粗糙的动脉内膜内安营扎寨，从而成为自由基攻击的目标。而当低密度脂蛋白被自由基攻击氧化后，它的性质完全发生了变化，变成黏附在动脉血管壁上的累赘，导致动脉血管发生硬化，因此低密度脂蛋白被视为有害的坏胆固醇。不过作为低密度脂蛋白的兄弟高密度脂蛋白的命运则要好得多，它的任务是将血液中多余的胆固醇及黏附在血管壁上的胆固醇运回肝脏去，使人体中的胆固醇趋于正常，避免动脉硬化等心血管疾病的出现。正因为高密度脂蛋白有着这样优秀的功能，因此被视为好胆固醇。因此，机体并不是一概反对胆固醇，我们需要的是好胆固醇，而极力降低坏胆固醇的含量，这样才有助于健康和长寿。

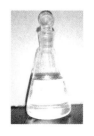

2. 防止低密度脂蛋白氧化

低密度脂蛋白如果不被氧化,它不仅无害而且是有益的。低密度脂蛋白的主要任务是将肝脏制造的胆固醇或脂溶性维生素运送到末梢组织中去。问题是在运输过程中,低密度脂蛋白很容易被受损的动脉血管壁黏附,从而成了自由基攻击的靶子。当低密度脂蛋白被氧化后,就成了动脉硬化的诱因,要彻底改变低密度脂蛋白的不良倾向,应采取两项措施,一是要严格控制动物脂肪(饱和脂肪酸)的摄入,减少肝脏合成胆固醇的原料供应;二是要摄入β-胡萝卜素及维生素 C、维生素 E、多酚等抗氧化剂,防止低密度脂蛋白被氧化,从而可大大降低动脉血管硬化的概率。

3. 提高高密度脂蛋白的含量

可以说高密度脂蛋白是血液中的清道夫,它有能力将过多的、滞留在血液及血管壁上的胆固醇收集起来,运回肝脏去,从而减少人体中因胆固醇过高出现的危险。那么,如何才能提高高密度脂蛋白的含量呢? 科学家研究后发现,行走是刺激肝脏制造高密度脂蛋白的最好方法,剧烈运动会产生大量的自由基,而适度的运动则能增加高密度脂蛋白。适度运动的最好方法是行走,而且走得越多,那么高密度脂蛋白产生得也越多,从而可以大大制约和降低低密度脂蛋白的危害。

三、饱和脂肪酸与血液黏稠度

血液在血管中流动,犹如水在河中流动。如果河水中泥沙等杂质过多,那么河水会变黏稠,从而减缓了流动的速度,甚至造成河流的淤塞。血液在血管中的流动,如果血液中血浆蛋白、三酰甘油、胆固醇等血脂过多的话,血液的黏稠度也会增高,导致血液流速减慢,血液与血管的摩擦加剧。这种摩擦又会将血管壁上的上皮细胞冲刷下来,加入

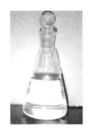

血液中的"垃圾"队伍。这些血液中的"垃圾",如不能及时得到清除,那么它们特别容易与纤维蛋白、血小板缠绕在一起,黏附在血管壁上。时间一久,这种异物越积越多,最后导致血栓的形成。

血栓是十分可怕的,会引起器官缺血性障碍,突发心绞痛、心肌梗死、心肌缺血、心肌硬化、猝死、中风等致命疾病。因此,血黏度增高并非是小事,应格外引起重视。而引起血黏度增高的主要原因,就是人们平时摄入的饱和脂肪酸过多所致。首先饱和脂肪酸富含三酰甘油和胆固醇,这两种脂类物质是引起血黏度增高的主要原料;其次饱和脂肪酸凝固温度较高,进入人体后容易凝固,会使血液变得黏稠。

要使血液中的"垃圾"减少,黏度降低,最有效的办法是减少饱和脂肪酸的摄入,比如要挑选脂肪较少的肉食用;不要食用脂肪很难去除的肉类;鸡肉最好去皮后食用;避免食用奶油、猪油、鲜奶油、培根、香肠制品;肉类最好采用清蒸、水煮的方法,减少脂肪的摄入。

1. 血黏度过高会减慢血液流速

许多人在验血之后,才发现自己的血黏度增高。但引起重视的人并不多,认为这是营养太好的缘故。其实血黏度高潜伏着很多的危险,首先血黏度增高,必然会影响血液循环的顺畅度,会使血液的流速减缓。原因十分简单,主要是血液中有过多的血浆蛋白质、三酰甘油、黏结的血小板及脱落的内皮细胞。这些血液中的"垃圾"拥阻在一起,自然会大大降低血液的通过能力。由于血液流速减慢,那么人体各种细胞所需的氧气和营养,就无法足量地送达,而细胞代谢的废物及二氧化碳也会无法及时排出。如果细胞长期处于缺氧状态,不仅会引发血栓等心脑血管疾病,而且还会引起癌变,应引起格外的重视。

2. 血黏度过高会造成动脉粥样硬化

血黏度之所以会升高,这与血液中的血脂密度太高有关。所谓血脂,其实是由胆固醇、三酰甘油与蛋白质结合起来的产物,统称为脂蛋

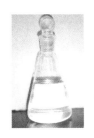

白。在脂蛋白中,既有有益脂蛋白,又有有害脂蛋白。黏稠的血液中会有大量的有害脂蛋白——低密度脂蛋白存在。低密度脂蛋白对动脉血管的危害极大,它会黏附、聚集在血管壁上,使血管变窄、血液流动变慢,引起可怕的动脉血管粥样硬化。动脉血管粥样硬化会导致血栓的形成,引起器官供血障碍,出现缺血性病理变化,突发心绞痛、心肌梗死、猝死、中风等致命疾病。

3. 血黏度过高会导致高血压的发生

血压是维持人体生命不可少的。血压是动脉血压的简称,是指动脉血液对于血管壁的侧压。血管与血液,好比是一个有弹性的水管和水管中的水。水对管壁的压力,相当于血液对血管壁的侧压。水对管壁的压力取决于管内水的容量和水管面积的大小。管中水量增多时,水对管壁的压力增大,反之则降低。血压也如此,当血容量减少时血压就降低,血容量增大时血压就升高。血管中容量的大小与血黏度有着直接的关系,血液黏稠,血液流动就会放慢,对血管壁的压力也随之增大,就会导致血压的升高。其次,黏稠的血液特别容易会让“垃圾”黏附在血管壁上,使血管壁变窄、变硬,最后导致血流不畅,血压升高。高血压的危害是众所周知的,据临床统计,80%的中风是由高血压引起的。因此,要预防高血压的形成,就要警惕自己的血液黏稠度。

四、饱和脂肪酸与动脉粥样硬化

临床研究发现,动脉壁内皮损伤是动脉粥样硬化的始动因素。动脉壁内皮细胞有调节血管张力、血管通透性、抗血栓形成及分泌多种活性物质等重要生理功能。当内皮细胞受损后渗透性增高,血液中的单核细胞就会黏附在内皮细胞损伤处并进入皮下,从而吞噬脂质成为泡沫细胞,最后形成脂肪样的斑块。此刻,血小板聚集并也黏附到了内皮的损伤处,促使脂肪斑变成纤维斑块。由于损伤的内皮细胞通透

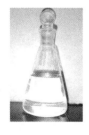

性改变,血浆中的低密度和极低密度脂蛋白乘虚而入,进入动脉血管壁的内膜,最终导致动脉粥样硬化。

最新研究表明,饱和脂肪酸是引起动脉粥样硬化的主要原因。在正常情况下,大部分血脂可以由动脉内膜渗进动脉壁,再由动脉外膜的淋巴管排出,所以血脂不会沉积在动脉壁内。可是,当摄入饱和脂肪酸过多,血脂中的胆固醇和三酰甘油出现异常增高时,一些原来不会渗进动脉内膜的血脂乘内皮细胞的损伤渗透了进去,并沉积在动脉内膜损伤的地方。加之血小板也聚集在内皮损伤处,因此会引起动脉内膜和血管中层的细胞大量繁殖,并且还会源源不断地吸收渗进来的血脂,这样迫使中层和内膜渐渐向管腔内凸出,加之自由基的侵害,最后使动脉形成粥样斑块,并导致动脉粥样硬化。

动脉粥样硬化是会致命的,如发生在冠状动脉和脑动脉,就会引起心脏和大脑供血、供氧不足,引发心绞痛、心肌梗死或脑中风。

1. 动脉粥样硬化的病根在饮食

现代医学研究表明,动脉粥样硬化的病根在血液,如果忽视了这个问题,治疗时只重视血管而忽视血液的话,不仅会使动脉粥样硬化得不到有效的缓解,而且还会加剧疾病的发展。这一研究结果已被国外的权威机构的尸检报告加以证实。专家发现3岁儿童的血管中已有"污垢"生成,10～20岁血管内已可见斑块,可以说血管的堵塞无人不有,几乎贯穿于人的一生,只不过程度轻重不同而已。而造成这种状况的原因就在于饮食,由于人们过多摄入了饱和脂肪酸,造成了血脂过高,使血液中充满了"污垢",最后形成斑块,导致动脉粥样硬化的发生。专家认为,要预防动脉血管粥样硬化的发生和发展,首先要从饮食做起,先改善血液的状态,再修复血管的问题。饮食的改变,关键是减少或杜绝饱和脂肪酸的摄入,多吃富含维生素及不饱和脂肪酸的蔬菜、水果和鱼类,特别是要多摄入 ω－3 脂肪酸,并适当地参加体育锻炼,那么动脉粥样硬化是可以预防的。

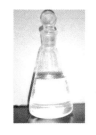

2. 低密度脂蛋白参与动脉粥样硬化

临床流行病学及实验室研究的成果证实,血液中低密度脂蛋白水平升高,是引发动脉粥样硬化及冠心病的主要因素,低密度脂蛋白直接参与了动脉粥样硬化的发生和发展的全过程。因此,血液检测时,将低密度脂蛋白升高作为冠心病的一个重要参考数据。

因为动脉粥样硬化损伤形成前,动脉粗糙的内膜会吸引低密度脂蛋白在上面停留,而且停留的时间会相当长,这样低密度脂蛋白完全暴露在自由基的攻击范围内,因此特别容易被氧化。氧化后的低密度脂蛋白会产生溶血卵磷脂,促使血液中的单核细胞进入内皮下,分化为巨噬细胞,并使巨噬细胞高度聚集,去吞噬氧化后的低密度脂蛋白而形成泡沫细胞,从而加速动脉粥样硬化的形成。由此可见,低密度脂蛋白氧化之后对动脉血管的危害非常大。

3. 高密度脂蛋白能维护动脉血管健康

高密度脂蛋白是一种既能在肝脏和小肠中合成,又可从乳糜微粒和极低密度脂蛋白中分解出来。高密度脂蛋白之所以能维护动脉血管,关键有两方面的原因,一是高密度脂蛋白能将血液中多余的胆固醇运送到肝脏中去,部分转化为胆汁酸而排出体外,从而维持血浆中胆固醇的平衡,同时可避免这些胆固醇被氧化、导致动脉血管发生粥样硬化。二是高密度脂蛋白的颗粒小,结构致密,能自由自在地进出动脉壁,将积存在血管壁上的胆固醇一点点地"铲"下来,运回肝脏中去,而且不会向组织释放胆固醇。因此高密度脂蛋白被称为抗动脉粥样硬化的保护因子、好胆固醇。

研究表明,如果高密度脂蛋白含量过低,那么患动脉粥样硬化和冠心病的概率就大为增加。因此,人体的血液中,不仅低密度脂蛋白的含量要低,而且还需高密度脂蛋白的含量要高,两者缺一不可。

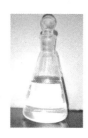

4. 冠状动脉最易发生硬化

动脉粥样硬化的可怕之处,就在于它会使血管失去弹性、血液流动减慢、器官出现缺血性病理变化,因此动脉粥样硬化发展下去是会致命的。在人体众多的动脉中,有一根动脉最容易硬化,那就是专向心肌供血的冠状动脉。人的一生心脏一刻不停地在运转着,因此它本身的用血量十分巨大,是其他所有器官的 10 倍以上。心肌所需的血液是由冠状动脉提供的,因此冠状动脉是全身血管中压力最高的地方。心肌收缩时室壁的张力很大,绷得很紧,简直能把冠状血管挤扁,由于冠状动脉本身较细,管壁又薄,承受的压力又大,因此血管壁受到损伤的概率也比一般动脉大得多。据最新研究表明,如果不抑制饱和脂肪酸的摄入,人体冠状动脉从 3 岁左右起就会发生富含脂质的淡黄色病变——脂质条纹。随着年龄的增大,加之饱和脂肪酸仍源源不断地进入人体,那么脂质条纹会明显增厚,形成向血管腔突出的灰黄色或质地坚硬的灰白色斑块(粥样硬化斑块),从而引起冠状动脉不同程度的狭窄,若狭窄足够严重,则可导致心肌明显缺血,出现胸闷、胸痛等症状。如果治疗不及时,冠状动脉病变得不到控制,病变将发展到晚期,斑块中央组织的坏死物质增多,并出现钙化和出血。斑块表面如出现破裂和溃疡,可继发血栓的形成。此刻,冠状动脉完全被堵塞,最后导致心绞痛、心肌梗死或猝死的发生。

5. 动脉粥样硬化会引起脑卒中

近年来,脑中风疾病频频发生,这显然与动脉粥样硬化有着直接的关联。因为当颈动脉和脑内的动脉发生粥样硬化时,会导致管腔狭窄,管壁弹性减弱,脑组织得不到充足的血液,致使脑组织长期缺血发生脑萎缩或局部软化。当脑动脉因粥样硬化出现血栓或破裂时,那么就会引起可怕的后果,脑组织血循环受阻致使脑组织因缺氧而造成的损伤,发生脑卒中。

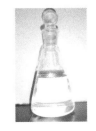

病理学上把脑动脉硬化分成三型,一是动脉粥样硬化;二是弥漫性小动脉硬化;三是玻璃样变和纤维化。动脉粥样硬化主要发生在较小动脉和中等动脉上,引起的主要原因是脂质沉积于动脉血管壁中。脑动脉粥样硬化是脑卒中的主要病理基础,主要是脑动脉发生病理性的变化,致使血管中层平滑肌细胞的增生、变性和坏死,迫使脑动脉血管变薄、变脆。而当血液流经脑动脉表面的不光滑或溃疡的斑块时,很容易造成血小板凝集,形成栓子样的物质。栓样物质一旦脱落,很有可能引起脑动脉的栓塞,引发脑卒中。

6. 早期动脉粥样硬化的蛛丝马迹

大家知道动脉粥样硬化的后果是十分严重的,但如果能早发现、早治疗,那么就有可能得到逆转。与其他疾病一样,动脉粥样硬化的发生也是有一定规律的,特别是早期会出现一些蛛丝马迹。

一是睡眠障碍。夜间睡眠时会出现莫名的时睡时醒,或醒后长时间不能再入睡的状况。

二是头痛、健忘。经常会出现原因不明的头痛、头晕,症状时轻时重。记忆力日渐减退,特别是对数字、日期的记忆尤其容易忘记。

三是情感变得脆弱。喜怒哀乐流于言表,对周围事物提不起兴趣,遇到问题特别容易激动。

四是手指出现震颤。当拿东西握笔写字时,手指会出现轻微的震颤。

五是角膜边缘出现灰白色的角膜类脂环。这种脂环俗称老年环,是胆固醇、中性脂肪和磷脂沉积所致。

六是舌侧血管出现红色或蓝紫色的凸出小结,小结越多,那么说明动脉粥样硬化的程度就越严重。

七是耳垂处出现一条斜皱纹。

以上七种动脉粥样硬化的蛛丝马迹,只要有两种以上与自己的症状相符,那么就可以断定是早期动脉粥样硬化了,应该引起高度重视,

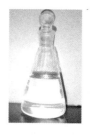

积极治疗,改善饮食结果,力争控制症状的发展。

五、饱和脂肪酸与血液酸化

现代医学研究显示,血液酸化是万病之源。血液和体质变酸,首先会使人的细胞活性下降。细胞活性下降的最直接后果,就是导致人的免疫力明显下降。人的免疫力一旦下降,各类致病微生物就会乘虚而入,各种疾病就会接连发生。此外,体质变酸,体内的酸性物质就会越积越多,而这种环境是各种细菌和病毒所喜欢的。其次酸性体质会使人的自愈功能遭到瓦解,细菌和病毒就会长驱直入,致使疾病的发生。

与癌症一样,几乎所有的高血脂患者均是酸性体质,而酸性体质基本上与饮食有着最密切的关联。饱和脂肪酸是典型的酸性食物,那些特别爱吃动物类脂肪和胆固醇类食物的人,血脂就会升高,导致血液中的酸性物质过多,进而引起血液黏稠。这些酸性物质还特别容易堆积在血管壁上,会形成许多小斑块,这些小斑块会在酸性物质的滋养下,逐渐增大,最终影响血液的循环,轻者会使血流减慢,重者则会造成血管阻塞。因此,高血脂患者必须禁食动物类脂肪和含胆固醇的食物,减缓血液酸化的症状,减小疾病发生的概率。

1. 血液酸化会引起痛风

痛风是酸性体质最常见的一种疾病。痛风是一种很折磨人的疾病,疼痛犹如刀割样。引起痛风的主要原因有两个,一是因摄入过多酸性物质,特别是饱和脂肪酸。二是因酸性体质本身比较严重,肾脏排除尿酸的速度跟不上需要,致使酸性物质大量聚积在人体内。

健康人体内的尿酸是处在一个平衡状态,一旦超出了这个水平线,人体内的代谢功能会自动分解和排除。但是,如果酸性食物摄入过多,超出了代谢功能的能力范围,那么在酸性体质下,人体酸性物质

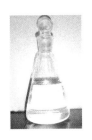

的代谢会发生紊乱,导致尿酸的分解和排出不及时,导致血液中尿酸含量增多。到了一定的范围,这些尿酸会以盐类物质的形式淤积到关节、软组织和肾脏中,造成部分关节,特别大脚趾和大拇指的炎症,出现刀割一般的疼痛,最终形成痛风。

痛风的症状大致有三种表现形式,一是急性痛风性关节炎,二是慢性痛风性关节炎,三是痛风性肾炎。

痛风是一种病从口入的疾病,是因为饮食中酸性物质摄入过多而引发的;要治愈痛风,必须杜绝酸性物质的过多摄入,防止血液酸化。在日常生活中要多吃蔬菜、水果,少吃肉食。要多摄入 ω-3 脂肪酸,减少饱和脂肪酸的摄入。这样才有可能阻止痛风的发生。

2. 血液酸化会导致骨质流失

骨质疏松是一种致残率和致死率均极高的慢性疾病,以往人们认为骨质疏松是人体缺钙的反应。其实,酸性体质除了会造成人的肌肉、软组织和关节疼痛之外,骨质也是酸性体质的最大受害者。原来,酸性体质的人,机体为了中和这些酸,就会调动人体中的碱类物质去中和。如果细胞中的碱类物质储备不足的话,那么就只有调动骨质中的碱类物质——钙。如果人长期处于酸化状态,就会造成大量钙质的流失,当骨质中的钙质流失 50％以上,那么就可诊断为骨质疏松。

骨质疏松的症状是十分广泛的,首先,骨质疏松会造成腿脚不灵活,行走困难;其次会引起肌肉和关节的疼痛;此外骨质疏松还会引发老年人的驼背和身高缩减,严重的身高会缩减 3 厘米以上;骨质疏松还容易引发骨折,给患者造成沉重的精神负担;骨质疏松还会引起胸闷、气短、呼吸困难等并发症。因为骨质疏松很容易造成腰椎、胸椎的变形及脊椎的弯曲和胸廓的畸形,因而影响到呼吸。

专家认为,补钙仅是一种手段,无法改变骨质疏松的症状,要根本缓解骨质疏松的问题,必须从治理血液酸化做起,控制好饮食,从源头彻底根治骨质疏松。

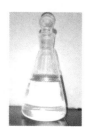

3. 血液酸化会导致血脂升高

不要小看高血脂,每年我国死于这种疾病的患者不下百万人,至于因高血脂致残的人更是不计其数。

那么高血脂是如何形成的呢?临床医学研究显示,血液中的酸性物质过多,不仅会造成血液黏稠,而且还会堆积在血管壁上,形成很多的小斑块,这些斑块在酸性物质的支援下,会越结越多。轻者影响血液的循环速度,重者则会完全堵塞血管,形成血栓。血栓特别容易引发的部位有三个:一是冠状动脉;二是颈动脉;三是脑动脉。血管堵塞发生在冠状动脉处,就会引起心肌缺氧,导致冠心病及猝死的发生。血管堵塞发生在颈动脉和脑动脉,会引起脑中风、脑萎缩及老年痴呆症。再有,如果血管堵塞发生在眼部动脉,会导致失明;发生在肾动脉,那么会造成肾衰竭;发生在肢体部位的动脉,则有可能使肢体肌肉坏死。因此,阻止血液酸化,可预防高血脂症的发生。

4. 血液酸化可使血压升高

与癌症患者一样,高血压患者的血液几乎也全是酸性的,因此酸性体质也是高血压的诱因之一。那么血液酸化为什么会引起高血压呢? 原来,当血液酸化之后,血液中的酸性物质增多,造成血管管径变窄。但是血液循环并不因为血管变窄而变小,它在心脏的压力下,仍然按照自身常规的量进行流动,从而使血管壁受到的压力变大,最后形成高血压。

高血压在初发时,症状一般比较轻微,如头晕、耳鸣、头痛、乏力、失眠、心悸、健忘等,有的患者可能还感觉不到。当高血压得不到适当的控制,那么就会向高血压的中期发展,高血压到了这个阶段,症状就会十分明显,患者的脑部、心脏和肾脏会出现供血不足的现象,致使这些脏器发生缺血性病变,如心肌梗死或猝死、脑溢血或脑血栓、肾衰退或尿毒症。

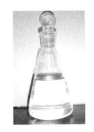

高血压的后果虽然很严重,但如果你的高血压尚在初期阶段,那么高血压症状可以通过调整血液的酸碱度而得到抑制。即使比较严重的高血压,也同样可以通过改善体质来加强药物治疗的效果。

5. 血液酸化会使人缠上糖尿病

血液酸化会引起高血压还尚可理解,而血液酸化也能使人患上糖尿病,就不太容易理解了。其实并不难理解,糖尿病一般可分为两大类,一是先天性糖尿病,主要是由遗传因素引起的。二是后天性糖尿病,则大多数是由酸性体质引起的。先天性糖尿病仅占糖尿病总数的10%,其余90%的糖尿病是因为后天酸性体质引起的。

糖尿病是一种十分麻烦,并对生命威胁比较大的疾病。糖尿病的症状比较特殊,如尿频、尿多,平时吃得多喝得也不少,但人却渐渐消瘦下去,严重的还会发生深度昏迷,甚至死亡。糖尿病的麻烦还在于会引发各种繁多的并发症,特别有27%的糖尿病患者会并发致命的心肌梗死。

那么酸性体质为什么会引发糖尿病呢?原因十分简单。因为血液酸化之后,会使胰岛素的活性降低,使机体的血糖无法降下去,久而久之就发生了令人生畏的糖尿病。因此,治疗糖尿病光从补充胰岛素入手,只能是治标不治本,要从根本上缓解糖尿病的病痛,要从改变自身的酸性体质着手,使自体胰岛素的活性得到提高。要改变自身的酸性体质,除了要从饮食着手,控制酸性食物的摄入外,还应适当补充高浓度的 ω-3 脂肪酸。

6. 血液酸化容易使人患上癌症

众所周知,癌症患者的体质几乎全是酸性的,这个全新的结论告诉人们:要预防癌症的发生,必须改变自己的酸性体质。同时,这一全新的发现也为癌症的治疗提供了新的治疗思路。

癌症最大的威胁就是癌细胞的繁殖、扩散太快。而癌细胞繁殖、

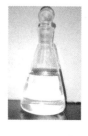

扩散的物质条件便是酸化了的血液。因此,癌症患者往往刚开了刀,却在别的部位又发现了癌细胞的转移。有专家认为,只要改变癌细胞的酸性生存的环境,才有可能找到抗击癌症的有效方法,即使未能彻底治愈癌症,也至少能为有效控制癌细胞的繁殖和扩散提供必要的物质条件。现在这种治癌的新思路已得到了科学的论证,在临床上也取得了成功。

要改变癌症患者的酸性体质,最主要的是从饮食上着手,严格杜绝那些致癌酸性食物的摄入。特别是烧烤类、油炸类、腌渍类及霉变食物,不仅含有大量致人酸性体质的饱和脂肪酸,而且还含有强烈的致癌物质亚硝胺、硝酸盐和亚硝酸盐。只有杜绝了癌症细胞的生存环境,才有可能减少癌症细胞对机体的侵害。

六、饱和脂肪酸与血管栓塞

人的动脉血管内壁有一层衬里,这层衬里医学上称为内膜层。由于内膜层异常光滑,因此能使血液顺畅地流通,将氧和营养送到细胞中去,然后再将二氧化碳及代谢废物运送出体外。但是这层内膜并非永远是光滑的,随着年龄的增长,内膜层由于受到血液中"垃圾"的摩擦,会变得粗糙起来。这时问题就来了,粗糙的动脉内壁特别受到脂肪分子的青睐,它们会黏附在粗糙的动脉内壁上,随着饱和脂肪酸的摄入不断增多,那么黏附在动脉内壁上的脂肪分子越积越多,渐渐形成粥样的斑块。这些粥样的斑块,一方面妨碍了血液的流通,另一方面,又会阻止营养物质的穿越,致使动脉平滑肌细胞不断死亡,从而形成没有弹性的纤维组织,致使动脉发生粥样硬化。当动脉血管发生硬化之后,血管由于缺乏弹性很容易引起动脉内壁的进一步损伤。此时,血液中的血小板会自动聚集过来,帮助修补受损的动脉内膜。但是事与愿违,血小板虽然做了修补的好事,但也会留下血液产生凝块(血栓)的后遗症,从而引起动脉的阻塞。特别应该指出的是,这种栓

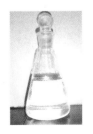

塞几乎可以出现在任何部位的动脉上，无疑是埋在人体血管中的炸弹，随时有可能给人致命的一击。

虽然，血栓的形成有许多原因，但从根本上来说与饱和脂肪酸的过多摄入有关。因为它为血栓的形成提供了关键的原料——脂肪分子。因此，要避免血栓的形成，就应该严格控制饱和脂肪酸的摄入，否则别无他法。

1. 血管中的"恐怖分子"——血栓

血栓的可怕之处就在于它隐藏在血管中，既看不到，又很难感觉到。血栓的形成一般有三大物质基础，一是血管壁损伤，导致脂类物质黏附在伤口处，使血管变窄；二是变窄了的血管使血液不能顺畅地通过，造成血流减慢；三是血液中的高凝状的"垃圾"增多、血管壁的破损，吸引血小板黏附在血管壁上，促使血小板的积聚，形成粥样的斑块。这些栓子样的斑块结构很不稳定，在血液的冲刷下，栓子随时随地会脱落下来，成为在血管中流窜的"恐怖分子"。栓子随着血液在大动脉、中动脉和小动脉中流动，当前方的动脉直径小于栓子的直径时，可怕的一幕就发生了。栓子会被卡住，于是造成这段动脉被栓塞，导致栓塞处的动脉出现痉挛，使血管的直径变得更小，栓塞得更紧。而在栓子的后方，由于血流被迫停滞下来，随即会形成血液凝固，与栓子形成一个整体，便出现了血栓，有的这种血栓的尾巴可长达 100 厘米左右，把这段动脉血管堵得严严实实，使机体出现心肌梗死、脑梗死及脑栓塞等严重的后果。

2. 人的任何部位的动脉都可患上血栓

一提起血栓，人们便会想到冠状动脉栓塞及脑栓塞，似乎栓塞都发生在这两个部位。其实，血栓在动脉血管中流窜是没有规律可言的，流窜到人体任何部位的动脉都有可能，而且比率还相当高。据临床统计，血栓有 20% 是栓塞在脑血管中、10% 是在内脏血管、肢体血栓

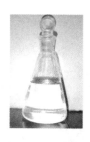

要占到 70%～80%，而下肢栓塞是上肢的 5 倍。

如患者发生动脉栓塞，应及时进行抢救，因为栓塞症状出现后 6 小时内必须施行抢救治疗，这是器官和组织缺血耐受的上限。一过这个时间，组织和器官就会出现缺血性坏死，届时连抢救都来不及。

3. 都是动物脂肪惹的祸

大家知道，血栓的形成要有三个基本的条件：一是血管壁的损伤；二是血液成分的变化；三是血液流动的速度下降。其中尤以血液成分的变化对血栓形成的影响最大。所谓血液成分的变化，指的是血液中纤维蛋白、血细胞比容、血脂、血糖等普遍升高，红细胞的聚集性、变形性和血小板的聚集性、黏附性都会发生明显的变化。这些改变的发生，均与动物脂肪摄入过多有关，因为血栓就是借助这些脂肪类的材料积聚而成的。因此，最有效的预防血栓的办法，就是要把好"饮食关"、"戒烟关"和"肥胖关"，特别是饮食关尤为重要。现代医学也证实血脂异常和血糖过高是引起血栓的主要危险，因为过多进食动物性脂肪，会提高血中胆固醇水平；过多进食糖类（碳水化合物），会提高血液中三酰甘油和血糖的水平，从而为血栓的形成提供了丰富的物质基础。因此，日常生活中，要尽量避免猪油、肥肉等饱和脂肪的摄入，防止高血压、高血糖、血脂异常及高黏血症等的出现，从根本上避免血栓的发生。

4. 高血压会引发血栓

国内外专家一致公认，高血压不仅会引起脑溢血，而且也会引起脑血栓。原来高血压会引起脑部小动脉的痉挛，导致脑血流量减少，使脑组织出现缺血、缺氧的状态，促使血管内的压力升高，血液中的脂类物质很容易进入血管壁并沉积在血管壁上，形成血栓。不仅高血压会引起血栓，临床研究发现，低血压也会因血液循环的减慢，致使血小板聚集和血黏度增高，从而形成血栓。因此，高血压患者用药物降压

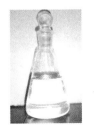

时，千万不要一下子降得过猛、过快，否则适得其反，血压非但未能控制在理想的水平，而血栓却不请自到。因此，要抑制血栓的形成，高血压患者应控制血压。

5. 心脏病会引发脑血栓

可能不少人难以理解，心脏病怎么会引发脑血栓呢？临床实践证明，心脏病不仅会引发脑血栓，而且还是一个重要独立的因素。原因就在于心脏功能不全可引起脑组织的血液供应量不足，加之这部分患者的脑动脉普遍硬化，动脉管腔过于狭窄，血液的黏稠度也居高不下，这些均是血栓生成的基本条件。此外，患者患有心脏病时，心脏瓣膜的赘生物和心脏附壁血栓容易脱落，这些血栓对于大、中动脉来说是没有威胁的，很容易通过。而对于细小的脑动脉来说，就过于大了，很容易流窜到脑动脉中被卡了起来，从而引起脑血栓。临床有个统计很说明问题，约有 40%～90% 的脑栓塞是由风湿性心脏病引起的。

七、饱和脂肪酸与癌症

营养学家经过长期的研究，认为饱和脂肪酸是导致人类患癌症的重要原因之一。饱和脂肪酸是怎么引发癌症的呢？原来，当人过量地摄入饱和脂肪酸之后，会造成体内热量过剩、脂肪代谢出现障碍、体内胆固醇和脂肪酸过多。而饱和脂肪酸和胆固醇在正常情况下是有益处的，不过一旦过量后就会对细胞免疫、网状内皮系统和巨噬细胞的功能产生抑制作用，使人体内出现的癌变细胞无法得到及时的清除，最后诱发癌症。此外，许多有害物质是脂溶性的，它们往往溶解在脂肪里，因此被人体吸收的可能性增大。如果这种有害物质是致癌的，就会诱发癌症。最新研究发现，与饱和脂肪酸有关的癌症有乳腺癌、大肠癌、子宫内膜癌、卵巢癌、前列腺癌、胆囊癌等。营养专家曾对大量中年以上的男性进行饮食结构的调查，证实了饱和脂肪酸会促进癌

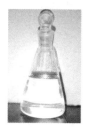

症形成的论点。发现饱和脂肪酸摄入量高的人患前列腺癌的可能性比饱和脂肪酸摄入量少的人高出数倍。由此可见,饱和脂肪酸摄入过多会诱发癌症。

1. 每个人的正常细胞中均有"癌基因"

"癌基因"是在 1969 年由美国科学家希普纳经长期研究发现的。这一突破性的发现得到了国际上的一致公认,希普纳博士为此获得了 1989 年的诺贝尔医学奖。希普纳博士在动物实验中发现,用不同的致癌物质,居然在实验老鼠身上诱发出了一种完全相同的淋巴瘤的癌细胞。于是希普纳博士猜想,老鼠身上肯定有一个一样的"靶",不然怎么会引出同样的结果呢? 这种猜想最终被他证实,他发现在老鼠正常的细胞内存有"癌基因",人类的正常细胞中同样也存有这种"癌基因"。这种"癌基因"平时处于静止状态,具有相对的稳定性,因此不易被触动。但是当受到各种致癌物质的长期刺激后,加之机体的免疫又由于各种因素处于低潮时,"癌基因"才会苏醒过来,发生癌变。根据希普纳博士的理论,人类只要远离射线、病毒、真菌、化学物质等能引起"癌基因"突变的致癌物质,同时提高自身的免疫力,一般是不会患上癌症的。

2. 肿瘤患者以中老年人居多

这是与公认的"致癌潜伏期"有关。因为人类在生活和工作中,如接触到了致癌物质,并不是今天接触,明天就会触发"癌基因"突变的。原来癌症的发生有一个"致癌潜伏期",这个潜伏期可以达 10～40 年。如经常接触煤焦油、沥青等致癌物质的人,发生皮肤癌的潜伏期为 20 年左右。如果 30 岁左右开始接触这些致癌物质,那么一般会在 50 岁左右发病。同样从事染料工作的人,由于要经常与芳香胺类化合物打交道,因此容易引发膀胱癌。而这种癌症的潜伏期为 10～20 年,也就是说患者在 20 多岁开始长期接触这种致癌物质的话,那么在 20 年后

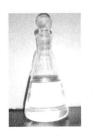

会有可能引发癌症，此刻患者正好步入中年。这正是中老年人为什么特别容易患癌的原因。

其次，中老年之后人的免疫力会逐年下降，无论体液免疫还是细胞免疫都会降低，从而有利癌细胞的发生和发展。

3. 肥胖者易患恶性肿瘤

肥胖者之所以易患肿瘤，这是与肥胖者大多数是高胆固醇血症和高胰岛素血症分不开的。机体内胆固醇升高，就会造成人体巨噬细胞膜上的胆固醇含量升高，使其吞噬细菌及病毒等致病微生物和异物的能力下降。同时，淋巴细胞也会因胆固醇升高而使其功能受到抑制。此外，胰岛素也有抑制巨噬细胞和中性粒细胞吞噬功能的作用，正常人的免疫淋巴细胞也会在胰岛素过高的情况下，使免疫力丧失。胰岛素还具有细胞增殖的作用，会促进癌细胞的增殖，这也是肥胖会引发恶性肿瘤的原因所在。

4. 严防癌从"口"入

现在国内外的专家比较一致地认为，高脂饮食是促进结肠癌和乳腺癌等癌症发生的主要原因。以乳腺癌为例，饱和脂肪酸的过多摄入会改变机体内分泌环境，加强和延长了雌性激素对乳腺上皮细胞的刺激及增加乳腺癌发生的概率。还有专家指出，过多摄入饱和脂肪酸会促使胆汁的分泌加快，导致胆固醇和胆酸的代谢产物在肠道中通过过于缓慢，并迫使改变肠壁细胞的通透性，增加大肠恶性肿瘤的发生率。研究还证实，饱和脂肪酸还能引起结肠、胰腺、前列腺上皮细胞过多增殖，从而增加了患癌的危险性。因此，尽量多吃素食，用好的植物油代替动物油，摄入粗粮和未精加工的食物，这样才有可能严防癌从"口"入。

5. 恶性肿瘤的早期信号

众所周知，恶性肿瘤有一个潜伏期，一般很难发现。不过任何疾

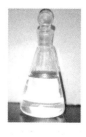

病的发生,都会有一些蛛丝马迹,肿瘤同样也有早期信号。

一是身体的任何部位出现可以触及的肿块,但不痛不痒。

二是黑痣或疣突然无缘无故地增大、颜色加深,并出现溃烂、渗液、脱毛、出血或变粗糙。

三是发生在黏膜和皮肤上的溃疡久治不愈。

四是痰中带血,并伴有轻微的胸痛。

五是进食不畅,食欲减退。进食后上腹部闷胀,或有不规则的疼痛。

六是大、小便带血,但无疼痛的感觉。

七是经常鼻塞,鼻涕带血,有时还伴有头痛、耳鸣及听力减退。

八是白带增多,并带有血性的分泌物,阴道出现不规则流血。

九是长期出现原因不明的低热。

十是全身疲乏不堪,体重在短期内原因不明地明显下降。

八、饱和脂肪酸与肥胖

肥胖是现代人谈之色变的慢性代谢性疾病。肥胖是指人体内脂肪储积过多,尤其是三酰甘油积聚过多。肥胖是百病之源,长期的肥胖会引发诸如糖尿病、高血脂症、冠心病、胆囊炎、胆石症、胰腺炎,甚至癌症。

肥胖一般分成两大类,一是占肥胖总数99％的单纯性肥胖;二是占肥胖总数不到1％的继发性肥胖。

所谓继发性肥胖,是指由其他疾病引发的肥胖,这种肥胖有因可查,一旦引发肥胖的疾病被治愈,肥胖的症状也会随之消失。通常引起继发性肥胖的原因有内分泌疾病、遗传性疾病及药物引起的原因。

所谓单纯性肥胖,医学上又称原发性肥胖,是一种找不到原因的肥胖,大致与饮食、运动和遗传有关。

一般认为肥胖的出现,与人的热量代谢失衡有关。正常的人通常

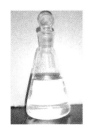

能量代谢处于动态的平衡状态中,因为人体中有一套非常精密的调节机制,使能量的摄入和消耗始终达到平衡的状态,从而保持人的体重不变。如果这种平衡因人自身长期摄入过多热量而被打破的话,那么人的体重就会增加。以一个成年人为例,每年平均摄入热量为80万千卡,如果多摄入5%,那么人的体重就会增加5.7千克。由此可见,多余摄入的热量进入人体后,无法及时消耗,就会在机体内转化为脂肪,被储存了起来人就会变肥胖。

人所摄入的热量,尤以饱和脂肪酸的单位热量最高,通常是糖和蛋白质的一倍以上。也就是说只要吃进一份的饱和脂肪酸,就能抵上两份的糖或蛋白质。因此,饱和脂肪酸是引发肥胖的主要原因之一。控制饱和脂肪酸的摄入不仅能控制血脂的升高,同时也能控制肥胖的发生。

1. 肥胖会引发高血压

肥胖之所以会引发高血压,这是因为肥胖者的血液总容量增大,心脏的输出量增大,每分钟排入血管的血量增加,因此容易引发高血压。此外,肥胖者的食量一般较大,因此血液中的胰岛素水平要比正常人高。胰岛素会刺激交感神经功能,引起血管收缩,从而增大外周血管的阻力,造成血压升高。血液中胰岛素含量过高还会引起肾脏对钠的吸收增多,从而增加了血容量,同样也会使血压升高。因此,肥胖者的高血压发生率比同龄的非肥胖者要高1倍;中度肥胖的人患高血压的概率是超重者的5倍,是轻度肥胖者的2倍多。

由此可见,肥胖与高血压的发生有着密不可分的关系。临床实践也证明,肥胖者如能有效地减肥,高血压的症状会明显地减轻。

2. 肥胖会引发高脂血症

大凡肥胖者,均会出现脂质异常。血液中脂质该高的却不高,该低的却又不低。如机体需要的高密度脂蛋白却会明显降低,而对机体有害的低密度脂蛋白却会异常升高。此外,胆固醇和三酰甘油的含量

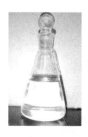

也会比正常人高得多。

肥胖者体内的脂质之所以会出现异常,这是与肥胖患者的饮食有关。肥胖患者一般喜欢摄入动物脂肪,但平时又不太喜欢运动,久而久之摄入的热量远远大于消耗的热量,多余的热量就在体内储存起来,一部分转化成了脂肪会导致人肥胖;另一部分进入血液,会导致出现高胆固醇血症、高三酰甘油血症等脂质异常现象。

肥胖患者出现脂质异常之后,最大的危险就是会造成动脉血管粥样硬化,如果动脉粥样硬化发生在冠状动脉处,那么就会引起冠心病。如果动脉粥样硬化发生在脑动脉中,则会出现脑卒中。这两种疾病,无论哪种都是致命的。

3. 肥胖会引发呼吸困难

肥胖者的呼吸一般均不太顺畅,轻者虽然感觉不明显,但能检查出来。重者就会出现气短、胸闷的症状,呼吸又浅又快。

肥胖者为什么会出现这种症状呢?原来也是脂肪过多惹的祸。因大量的脂肪沉积到了胸壁上,从而加重了呼吸的负担,影响呼吸的功能。此外,肥胖者的大多数脂肪会沉积在腹部,而肺里空气和血液循环之间的气体交换主要发生在肺的下半部。因此,难以施展腹式呼吸,只得用肺的上部呼吸,因此此类患者的呼吸往往又浅又快,质量很差。此外,多余的脂肪还会进入肥胖者的呼吸道,使气道受阻变窄,引起呼吸困难。

肥胖者因肥胖引发的呼吸困难,会带来一系列的问题,如出现低氧血症、夜间呼吸暂停综合征及肺栓塞。这些并发症均会影响人的健康和生命质量。

4. 肥胖会引发糖尿病

糖尿病是一种十分危险的疾病,往往一旦患上终生相伴,严重的会使人陷于昏迷,甚至死亡。要抑制糖尿病的发生,专家认为很重要

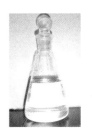

的措施就是减少肥胖的发生。据临床统计,2 型糖尿病患者 80% 是肥胖者,而且肥胖的时间越长,患糖尿病的概率就越高。肥胖者之所以特别容易患上糖尿病,原来是脂肪在起作用。因为脂肪细胞对胰岛素一点也不敏感,但为了满足机体代谢上的需要,胰腺只能不断地分泌胰岛素。于是,新的问题又出现了,过多的胰岛素会导致脂肪合成增多,使人更加肥胖。而肥胖的身躯反过来又增加了胰岛素细胞的压力,时间一长就会引起胰岛功能不完全,胰岛素分泌不足,无法对糖进行分解和利用,最后导致血糖增高、尿糖产生,使人患上糖尿病。

5. 肥胖会引发冠心病

提起冠心病,会让人不寒而栗。对于这种高死亡率疾病,人们自然会畏惧三分。冠心病全称为冠状动脉粥样硬化性心脏病,也称缺血性心脏病。它在临床上共分为五类:一是原发性心脏骤停;二是心绞痛;三是心肌梗死;四是缺血性心脏病中的心力衰竭;五是心律失常。肥胖引起冠心病的原因十分简单,主要是脂肪组织过度在人体中储积后,加重了心脏的负担,使人的血压升高,从而导致动脉粥样硬化。肥胖者惧怕运动,使冠状动脉侧支循环显得不足,过多的脂肪沉积在心脏包膜间,严重影响了心脏的舒张。此外,肥胖者心肌纤维之间出现大量脂肪粥样硬化,会使心肌纤维出现分离和萎缩性变性,脂肪组织扩增于心外膜,侵入心肌间质,造成心肌纤维是红色的,而脂肪组织是乳白色的,从而形成了所谓的"虎皮心",严重时部分心室会完全被脂肪所占领。由于脂肪组织血流量极小,使心肌出现缺血、缺氧、心电不稳,甚至会造成猝死。国外的权威统计资料表明,肥胖者与正常人相比,冠心病的发病率为 5:1。由此可见,肥胖是引发冠心病的主要原因之一,要防止冠心病的发生,必须远离肥胖。

6. 肥胖会引发脑中风

肥胖除了引发严重的冠心病之外,还会引发其他多种严重影响人

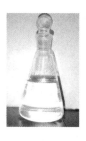

体健康的疾病,其中首推脑中风、脑梗死。

大家知道,肥胖会导致高血压和动脉粥样硬化。这两种血管系统的疾病,是脑血管疾病最潜在的危险。据临床研究,高血压患者的收缩压超过 25 千帕(190 毫米汞柱)时,发生脑出血的危险会增加 6 倍;舒张压超过 15 千帕(110 毫米汞柱)时,发生脑出血的危险会增加 5 倍,而且其死亡率增加 1 倍。通过长期的临床观察,脑出血的危险是随着血压的升高而逐渐增加的。因此产生了这样的规律:饱和脂肪酸产生肥胖,肥胖导致高血压,高血压诱发脑出血。

此外,肥胖还会引起脑梗死,因为肥胖患者血液中的胆固醇浓度升高,血管通透性增强,类脂物质沉积于血管壁,引起脑动脉粥样硬化。且肥胖者的血黏度又普遍较高,血小板的聚集性增强,两种因素合在一起,从而加速了脑梗死的形成。因此,肥胖不仅会导致脑出血,而且还会诱发脑梗死。

7. 肥胖会引发胆结石

有的肥胖者常常备受右腹部的疼痛困扰,通常只能借助外科手术去解除痛苦。这种能痛得让人死去活来的疾病就是胆结石,也包括胆囊炎。

胆结石通常指的是原发于胆囊和胆管系统的结石,常常与胆囊炎并存,往往两种疾病相互作用,形成恶性循环,使结石不断增大,并且出现并发症。

胆结石确与肥胖有着千丝万缕的联系,因为胆结石的形成与胆汁中胆固醇浓度增高、胆囊排空障碍及感染等因素有关。正常情况下,胆汁中的胆固醇、胆酸盐及磷脂会保持一定的平衡,使胆固醇处于过饱和溶解状态。但当胆汁中胆固醇浓度增加之后,胆汁中的胆固醇会析出,形成以胆固醇为主要成分的结石。由于肥胖者血液中的胆固醇浓度普遍升高,因此肝脏分泌的胆固醇必然增多。胆汁中胆固醇含量增加到了一定的程度后,导致胆汁瘀积、黏度增加而形

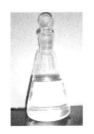

成结石。胆囊中的结石一旦形成,会造成胆汁排泄受阻,加上结石对胆囊壁的刺激,从而会合并感染胆囊炎。有专家作过统计,肥胖男性患胆结石的概率比正常体重的人高 2 倍,而女性肥胖者则要比正常体重的人高 3 倍。所以,人们绝不能对肥胖掉以轻心,以免带来不必要的痛苦。

8. 肥胖会引发肾衰竭

肾衰竭引发的原因有很多,但肥胖绝对能算上一个。肥胖者由于体内过量的脂肪沉积,同时肾脏内的脂肪含量也相对增加、体积增大,使肾小球及肾小管变大,肾功能受到伤害。临床研究证实,肥胖者局灶性肾小球硬化的发病率比正常体重的人要高许多,其中 40% 有蛋白尿、血清肌酸酐和尿素氮异常,导致肾功能受到严重的伤害,严重的有可能演变成尿毒症。肾脏是人体中一个极其精密、复杂的过滤器,它能将人体血液中的毒素,通过回收、过滤、排泄,从人体中清除出去,同时还会将人体中多余的水分排出体外,保持机体中的水分平衡。如果肾功能出了问题,最严重的会导致肾衰竭,使人出现尿毒症,引起全身中毒,使患者在痛苦中死去。因此,要积极治疗肥胖,阻止症状的发展,避免悲剧的发生。

9. 肥胖会引发男性不育

在男性不育症患者中,肥胖者居多。肥胖难道也与男性不育有关联,回答是肯定的。因为肥胖者身上的脂肪含量大大超标,而脂肪又能将雄激素芳香环转变成为雌激素的特异功能。一般正常体重的人,人体内的脂肪本身含量不高,而且这些脂肪有着自己的任务,它不会参与雄激素向雌激素演变的过程。但是一旦脂肪过多,那么多出来的脂肪就有了剩余的精力去干份外事,致使体内的雄激素减少,雌激素增多,必然会引起雌雄激素的比例失调,造成男性性欲减退,甚至发生阳痿。

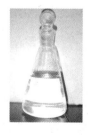

其次，男性肥胖者体内脂肪过多，甚至连阴囊内也贮存了不少脂肪，那么就阻止阴囊的散热，而精子在睾丸中存活的温度比体温低1.5～2℃，由于脂肪具有隔热的功能，致使阴囊温度过高，影响精子的存活和分泌，最终导致精子质量下降，造成患者不育。

10. 肥胖会引发女性不孕

肥胖不仅会对男性的性功能产生伤害，对女性的性功能危害也很大。最令女性沮丧的就是因肥胖而引起的不孕。据不完全统计，在育龄肥胖女性中，不孕患者占到22.5%，比率之高令人咋舌。

肥胖之所以会引起女性不孕，原因大概有三个：一是肥胖破坏了体内激素的平衡，引起女性卵巢功能不全、子宫发育不良，出现少经和闭经现象，有的甚至还会出现内外生殖器发育不全、乳房发育不良及第二性症不出现，导致这部分肥胖女性不孕。二是由于肥胖，女性体内的雌激素积存过多，从而影响了神经系统、内分泌系统，最后出现排卵障碍，导致不孕。三是肥胖女性体内雌激素过多，子宫内膜在雌激素的长期刺激下容易发生癌变，子宫如遭到灭顶之灾，必然会造成不孕。因此，肥胖的不孕女性，关键要减肥，然后有针对性地进行治疗，否则别无他法。

11. 肥胖引发炎症

肥胖者有一个特点，皮肤特别容易破损，一旦皮肤破损，就很容易引起红肿、刺痛，甚至化脓等炎症症状。肥胖容易出现炎症，不仅发生在皮肤上，呼吸道、尿道也会发生炎症。炎症的出现，归根到底还是肥胖惹的祸。肥胖者之所以容易引起炎症，原因十分简单，因为肥胖者的免疫力一般相对较低，抗病能力较差，病菌、病毒及病原体就会乘虚而入，导致机体炎症的发生。此外，肥胖者一般出汗较多、口腔内黏液也比较多，这些环境是病菌和病毒特别喜欢的，一旦呼吸道和尿道有些破损，炎症就会加剧，形成呼吸道和尿道的感染。此外，肥胖者脂肪

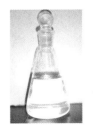

组织中血管较少,单核细胞和巨噬细胞的活动受到一定的限制,吞噬异物的能力降低,这样也容易引起肥胖者出现炎症。另外,肥胖者的血清铁与锌的含量比正常人要低,而铁和锌缺乏会使淋巴细胞和巨噬细胞的功能降低,杀菌能力降低,因此特别容易引起感染。

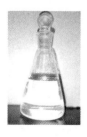

第三章　有百弊而无一益的反式脂肪

如果说饱和脂肪对机体弊多利少的话,那么隐蔽性极好的反式脂肪则是有百弊而无一益的更坏的脂肪。

所谓反式脂肪,就是将植物油放在高温中加热,并且用氢气进行冲击,使植物油的脂肪酸分子进行重新的排列,从而形成一种脂肪酸分子结构已发生扭曲变化,在自然界无法找到的新的脂肪酸。由于植物油在高温氢化过程中,其分子构型已由天然的顺式不饱和脂肪酸变成了反式不饱和脂肪酸,又称氢化油、起酥油。反式脂肪由于口味好、不易被氧化,因而被广泛用于食品加工中去,几乎可以在任何加工食品中找到它的踪迹。

一、反式脂肪不会被机体所代谢

坏脂肪的摄入会引发心脑血管疾病,而反式脂肪的危害比坏脂肪更大。原来,反式脂肪是由非天然分子结构组成的,这些人工合成的脂肪酸分子进入人体后,人体根本无法对其进行识别、代谢。于是日积月累地在人体中贮存起来,在血管中随着血液的循环到处游荡,使血液黏度上升,血液流动减慢,各种器官细胞获得氧气的量下降,使机体出现亚健康的状态。反式脂肪酸的危险还在于,机体视其为外来的异体,于是人体的免疫系统会动员吞噬细胞对这种外来异物进行阻击,当反式脂肪酸分子被吞噬细胞吞噬后会形成泡沫细胞沉积在血管壁,导致动脉血管壁硬化、堵塞,引发冠心病、脑中风等心脑血管疾病,对人的生命构成极大的威胁。因此,反式脂肪可以说一无是处。然而,令人沮丧的是,现在的反式脂肪已在食品加工业中几乎无处不在,

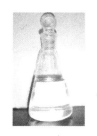

快餐食品、烤制食品、油炸食品、起酥食品、调料食品等都有反式脂肪的影子。如 1 份鸡肉派含反式脂肪 8 克、1 大杯薯条含反式脂肪 7.1 克、2 个鸡蛋卷含反式脂肪 4 克、1 份黄油饼干含反式脂肪 4 克、3 个薯片含反式脂肪 2 克、5 片饼干含反式脂肪 1 克。这些摄入人体的反式脂肪，是不会被机体代谢的，而会被视为异物被吞噬细胞吞噬，从而加剧心脑血管的疾病发生。至于那些来不及被吞噬的反式脂肪，则长期随血液流动，使血液变得又黏又稠，黏稠的血液危害同样不能小视。

二、反式脂肪会使血液形成致命的组合

人的血液应该像清澈的河水一样，没有过多的杂质，这样流动才能畅通，血管才不至于堵塞，机体各处细胞所需获取的氧等各营养物质才能顺利送达。然而，这仅仅是美好的愿望而已，因为人类在摄入营养物质的过程中，诸如饱和脂肪之类的物质也随同一起进入了人体的血液循环中，致使血管堵塞、硬化，引发各种致命的疾病。这种状况在人类的生命过程中不仅没有得到改善，而且愈演愈烈，特别是反式脂肪的出现和在食品加工业中的大量应用。人类为了健康和长寿不得不与饱和脂肪作斗争的同时，要腾出一只手来与反式脂肪作斗争。

反式脂肪对人体的危害比饱和脂肪更为厉害，当反式脂肪进入人体后，它不但不会被机体所代谢，而且还会惹是生非，它会抵消不饱和脂肪升高高密度脂蛋白、降低低密度脂蛋白的能力。将不该升高的低密度脂蛋白升高，却将有益健康的高密度脂蛋白抑制下去。低密度脂蛋白被氧化后，会形成过氧化物质，这种已发生质的改变的低密度脂蛋白已不会被受体所接受，于是积聚在动脉血管壁上，与血小板等缠绕在一起，使动脉血管变硬、堵塞，形成致命的血栓。而能让聚集在动脉血管壁上的低密度脂蛋白运送回肝脏的高密度脂蛋白却由于反式脂肪的原因明显减少。权威的国际营养学专家一致公认，人体血液中高密度脂蛋白水平越高，那么抵御心脏病的保护能力就越强。人体每

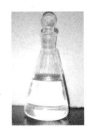

千克血液中高密度脂蛋白的含量应在 35 毫克以上,低于 35 毫克那么极易患上冠心病。同样的原因,人体血液中低密度脂蛋白的含量越低越安全,每千克血液中低密度脂蛋白在 130 毫克以下是正常的,如超出 130 毫克就会出现问题,160 毫克则是高胆固醇了,应引起高度的警惕。

在人体的血液中,如果出现高密度脂蛋白的含量过低,低密度脂蛋白过高,那么就会形成致命的组合,最直接的危害就是会引发高血脂、高血压、动脉粥样硬化、冠心病、心肌梗死、脑梗死等心脑血管疾病。根据美国哈佛大学对 85 095 名女性进行跟踪研究,结果发现那些经常摄入反式脂肪的女性与那些很少摄入反式脂肪的女性相比,心脏病的发生率高 1.5 倍。法国莱昂的心脏病专家也对 605 名有过心脏病史的患者进行试验,控制反式脂肪的摄入,改为摄入单不饱和脂肪酸(橄榄油)和多不饱和脂肪酸,特别是摄入不饱和脂肪酸中的亚麻酸(ω-3 脂肪酸),试验进行了 2 年,结果令人信服,患者的死亡率下降了 70%。

三、反式脂肪会致细胞死亡

反式脂肪酸由于不会被机体所代谢,因此除了部分被吞噬细胞吞噬演变成为泡沫细胞之外,还有相当一部分会与不饱和脂肪酸争夺细胞膜的控制权,使细胞膜的结构发生变化,细胞膜由防水性变为不防水性,细胞内外的渗透性减弱,导致细胞的代谢废物无法及时排出,氧和营养无法进入细胞内,使细胞发生病变、衰老、甚至死亡。可以这样说,过多摄入反式脂肪对于人体细胞的伤害是毁灭性的。因此,远离反式脂肪,是人类的健康长寿之道。

四、反式脂肪也可由植物油反复煎炸形成

中国人的食品烹调往往喜欢采用油炸的方法,确实油炸食品口感

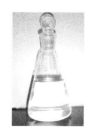

好,有一种脂肪独有的香味,十分招人喜欢。但是,植物油脂在反复加热的过程,不仅会使食油中的大量维生素流失和破坏,而且还会使油脂中的脂肪酸产生新的聚合,导致原来顺式的不饱和脂肪酸演变成反式的脂肪酸。因此,人们日常喜欢食用的油条、麻花、薯条等油炸食物均含有反式脂肪。反式脂肪还有一个可怕的作用,它可干扰 α-亚麻酸转化成二十碳五烯酸(EPA)。而二十碳五烯酸是十分重要的健康因子,它在人体中会与两种酶结合,当与环氧化合酶结合后,会产生前列腺素 E_3(PGE_3);与脂肪氧合酶结合后,则会产生白细胞三烯 B_5(LTB_5)。这两种新的物质能神奇般地抑制炎症的发生,对心血管疾病具有显著的预防和治疗作用。也就是说,反式脂肪的摄入会干扰二十碳五烯酸的合成,导致机体的抗炎能力和心血管的维护能力下降,导致心血管疾病的发生。

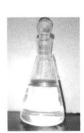

第四章　安全可靠的单不饱和脂肪酸

国际上权威的营养学家对脂肪的摄入有四点提示：一是减少饱和脂肪酸及反式脂肪酸的摄入；二是多进食单不饱和脂肪酸；三是少吃富含 ω-6 脂肪酸（亚油酸）的食物；四是每日必须增加 ω-3 脂肪酸（亚麻酸）的摄入。那么在众多脂肪酸中，为什么单不饱和脂肪会受到营养学家如此青睐呢？原来，单不饱和脂肪酸是最为安全、最不易被氧化的脂肪酸。

单不饱和脂肪酸属不饱和脂肪酸中的一种，主要是碳链中只含有一个不饱和键，最常见的单不饱和脂肪酸为油酸（ω-9 不饱和脂肪酸）。单不饱和脂肪酸在橄榄油中含量最高，可达 84% 以上。单不饱和脂肪酸不仅能降低胆固醇和低密度脂蛋白，而且还能升高高密度脂蛋白和抗血小板凝集因子。有专家组对家兔进行喂食不同脂肪酸的实验，结果发现，喂食单不饱和脂肪酸的家兔主动脉的粥样斑块最小、多不饱和脂肪酸次之、饱和脂肪酸的粥样斑块最大。由此可见，单不饱和脂肪酸是所有脂肪中相对最为安全的脂肪酸。

一、单不饱和脂肪酸的抗氧化功能

多不饱和脂肪酸有调整人体的各种功能、清除人体内代谢的"垃圾"等一系列有益于健康的作用。但是多不饱和脂肪酸有一个最大的缺点，那就是怕氧化。作为植物油的多不饱和脂肪酸，一旦被氧化，就会演变成过氧化物。过氧化物与蛋白质结合，那么就会形成可怕的脂褐素，这是可以引起人的衰老、心血管疾病及老年痴呆症的有害物质。因此，摄入不饱和脂肪酸还应同时考虑抗氧化的问题。而同属不饱和

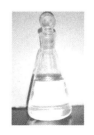

脂肪酸的单不饱和脂肪酸却有着得天独厚的抗氧化功能,其中最为突出的代表是橄榄油。以地中海地区的克里特岛居民的脂肪摄入为例,他们的脂肪热量占总热量的比率高达40%,照理来说这样高的脂肪摄入,会导致冠心病高发。然而,令人难以置信的是,克里特岛居民的冠心病、脑卒中、癌症及糖尿病等疾病的发病率却相当低,他们的寿命也较长,而且生命质量相当好。原因是什么呢? 通过大量的实地调查,发现克里特岛居民奉行地中海膳食模式,其中脂肪的摄入主要是富含单不饱和脂肪酸的橄榄油。橄榄油由于采取冷榨处理,油脂中保留了抗氧化的成分。因此,橄榄油没有其他不饱和脂肪酸易被氧化的后顾之忧,也不会出现过氧化物质。所以,克里特岛的居民不仅很少患致命的疾病,而且长寿,生命质量也高。

1. 单不饱和脂肪酸与维生素 E

单不饱和脂肪酸之所以脂肪的结构十分稳定,这与富含维生素 E 有着直接的关系。维生素 E 在维生素中被誉为"长寿维生素",是人类赖以生存的"健康第四餐",是人类必不可少的必需营养元素。据国内外专家研究,橄榄油所含的维生素 E,具有十分重要的功能。一是可以减少自由基的存在和过氧化脂质的形成,从而可以有效地防止脑细胞老化,促进细胞的活力,大大延缓衰老性疾病的发生和发展;二是可以有效地防止心脏冠状动脉中的脂质氧化,降低血液的黏度,预防动脉血管粥样硬化和栓塞,大大降低和阻止冠心病、心肌梗死、脑卒中的形成和发展;三是可以激发 T 淋巴细胞的免疫功能,大大提高机体的免疫能力,使人的患癌概率大为下降;四是抗酸性体质,激发细胞的活性;五是可促进微血管扩张,促进血液循环,对于治疗脱发、美容皮肤有着独到的功能。

2. 单不饱和脂肪酸与维生素 C

长期均衡地摄入单不饱和脂肪酸,可以有效地降低癌症的发生概

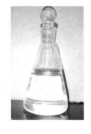

率,这一惊人的结果,早已在希腊克里特岛居民身上得到应验。那么单不饱和脂肪酸为什么有这样令人赞叹的效果呢?原来,这与单不饱和脂肪酸富含维生素 C 是分不开的。维生素 C 除了具有抗坏血酸和抗氧化的功能之外,它还是"免疫先锋"。一是能有效地提高中性粒细胞和淋巴细胞的杀菌和抗病毒的能力,防止致癌物击中细胞的"癌基因",从而减少各种疾病和癌症发生的概率。二是能帮助细胞膜不受侵害。细胞的稳定性和代谢的正常进行,是维护人体免疫力的基础。然而细胞膜是最易被自由基攻击的对象,一旦人的细胞膜受损,必然会使人的免疫力下降。谷胱甘肽能维护细胞膜的稳定,不过谷胱甘肽也特别容易氧化,但是单不饱和脂肪酸中的维生素 C 此刻及时伸出援手,可将已氧化的谷胱甘肽还原,避免人体免疫力的下降。三是帮助酶发挥新陈代谢催化剂的作用。人体中的酶作用巨大,新陈代谢离不开酶。但酶需要"自由"的巯基的帮助,才能保持足够的活力。而巯基的守护神是维生素 C,因此只有摄入足够的维生素 C 方能从根本维护酶的活力,人的免疫力才能提高。

二、单不饱和脂肪酸的抗癌功能

多不饱和脂肪酸虽然具有减少胆固醇的作用,但它也有致命的缺点,那就是容易氧化。它一旦氧化,就会演变为过氧化脂质,这种可怕有害物质会损伤细胞内的 DNA,复制出有缺陷 NDA,从而导致细胞的恶变,最后演变成恶性肿瘤。而单不饱和脂肪酸却有着多不饱和脂肪不具备的氧化稳定性。氧化稳定性的标准为 AOM 值,AOM 值越高,那么它的稳定性就越好,抑制肿瘤的效果也越好。在这方面,橄榄油可以说一枝独秀,这种富含单不饱和脂肪酸的植物油脂,它的 AOM 值高达 80,而其他植物油的 AOM 值均在 20 以下。如玉米油的 AOM 值为 20、菜油为 20、葵花籽油为 12、红花油为 9。

单不饱和脂肪酸中所含的 β-胡萝卜素备受人们的关注。原来,

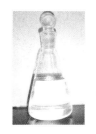

β-胡萝卜素具有防止癌症发生的功能。最新的研究发现,同样置于致癌物环境中的人,有的人患癌,而有的人却不会。原来,每个人的正常细胞里均隐藏着癌基因,当致癌剂激活癌基因后,就会生成癌细胞。而另一部分人由于能经常摄入β-胡萝卜素,β-胡萝卜素具有抑制癌基因激活的功能,从而大大降低了癌症的发生率。20世纪80年代以后的调查报告显示,β-胡萝卜素摄取量少的人患肺癌的概率比摄取量较多的人高出7倍。由此可见,单不饱和脂肪中β-胡萝卜素有强大的抗氧化及抗癌作用。β-胡萝卜素另一个被广泛关注的功能,就是能避免低密度脂蛋白的氧化。低密脂蛋白的氧化是引起动脉粥样硬化,最后导致冠心病和心肌梗死的主要原因之一。

三、单不饱和脂肪酸的降胆固醇功能

胆固醇是血脂的主要部分,人体需要一定数量的胆固醇。人体中的胆固醇有两个来源,一是肝脏能合成胆固醇;二是从食物中摄取胆固醇。食物中胆固醇随处可见,含量高的有蛋黄、动物脂肪、动物内脏、鱿鱼及虾、蟹等。因此,胆固醇虽然是人体不可缺的物质,但由于人体自行能合成,食物中又能摄入,因此人体中的胆固醇含量只多不缺。胆固醇是不溶于血液的,要溶于血液,只得与血液中的蛋白质结合起来,以脂蛋白的形式才能在血液中流动。脂蛋白中所含的脂类与蛋白质量的不同,形成密度不一的脂蛋白,于是有了高密度脂蛋白和低密度脂蛋白。低密度脂蛋白可以运载血液中60%～80%的胆固醇、三酰甘油等进入血管内皮,聚积在动脉内膜中或附着在血管壁上,形成硬化斑块,从而引起动脉血管粥样硬化、血管堵塞。因此低密度脂蛋白被称为坏胆固醇,又称血管破坏因子。只有降低低密度脂蛋白的含量,那么才有可能将胆固醇降下来,从而避免出现动脉血管的粥样硬化。

要让低密度脂蛋白的含量降下来,最理想的办法是提升高密度脂

蛋白的含量。高密度脂蛋白在血管中起着两个至关重要的作用。一是保护作用,能防止低密度脂蛋白在血管上的沉积,并能修复受损的血管内膜;二是清洁作用,高密度脂蛋白会将黏附在血管壁上的低密度脂蛋白等"垃圾"铲除下来,并携带到肝脏中去进行分解代谢,最终排出体外,从而达到降低人体内胆固醇含量的作用,是机体内唯一的抗动脉硬化的血管保护因子,因而高密度脂蛋白被誉为"血管的清道夫"。单不饱和脂肪酸能有效提升高密度脂蛋白在机体内的含量,能有效地降低人体中胆固醇的含量,因此长期摄入富含单不饱和脂肪酸的橄榄油,能有效抑制心脑血管疾病的形成。

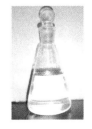

第五章　不可缺少的不饱和脂肪酸

不饱和脂肪酸,就是指碳链中含有两个或两个以上的饱和键(双键),在室温下呈液体状态的油脂,主要存在植物脂肪中,如豆油、花生油、菜籽油、芝麻油等。

不饱和脂肪酸是人体必需但人体又无法自身合成,必须通过从外界摄取的脂肪酸,因此,不饱和脂肪酸是人体必需脂肪酸。

不饱和脂肪酸不仅可以调整人体的各种功能,而且还能帮助排出体内多余的"垃圾"。人体如缺乏不饱和脂肪酸,将会影响人的免疫、心脑血管、生殖、内分泌等系统的生理功能,从而引发高血脂、高血压、血栓病、动脉粥样硬化、风湿病、糖尿病等致命疾病。人体如缺乏不饱和脂肪酸的摄入,还会导致各种亚健康问题的发生。

不过不饱和脂肪酸也有一个致命的弱点,那就是性质不够稳定,遇到高温时会被分解成自由基,产生过氧化脂质。过氧化脂质会与人体中的蛋白质结合,形成一种非常有害的物质——脂褐素。脂褐素一旦在人体的器官中沉积起来,会加速人的衰老。脂褐素如在大脑中沉积起来就会引发老年痴呆症。此外,过氧化物会影响维生素的吸收,从而增加乳腺癌、结肠癌等癌症的发生概率。脂褐素同时也会引发动脉硬化、肝硬化、脑血栓等致命疾病的发生。因此,不饱和脂肪酸机体既缺少不得,但如果摄入不平衡,又会引起致命的疾病。国际医学权威公认,不饱和脂肪中的 ω - 3 脂肪酸与 ω - 6 脂肪酸的摄入比例达到 1：4 时,不饱和脂肪酸才能发挥最佳的状态,如能达到 1：3、1：2,甚至 1：1,那么效果会更好,才能使人百病不侵,内疾不生。

不饱和脂肪酸是个大家庭,按不饱和脂肪酸一个双键所处的位置,可分为 ω - 3、ω - 6 及 ω - 9 系不饱和脂肪酸。

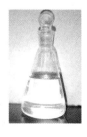

1. ω-3系脂肪酸

ω-3系脂肪酸共有3种,即ω-3(α-亚麻酸)、EPA(二十碳五烯酸)、DHA(二十二碳六烯酸)。

(1) ω-3脂肪酸(亚麻酸)

ω-3属ω-3系的多不饱和脂肪酸,是人体必需的脂肪酸,在人体中无法合成,只有从食物中摄入。ω-3脂肪酸由于第一个双键出现在从甲基数起的第3位碳原子上,故称为ω-3脂肪酸。ω-3含量较多的有亚麻仁油和紫苏油,由于ω-3来源比较缺乏,人们没有使用亚麻仁油和紫苏油的习惯,因此人体中普遍缺乏ω-3。当人体缺乏ω-3时,就失去了与ω-6抗衡的能力,使人体中ω-6占绝对的优势,会引发一系列现代致命疾病的发生。

ω-3脂肪酸的保健和医疗价值是显而易见的,它不仅能净化血液、防止动脉硬化,而且还能降血压、活化大脑细胞、改善抑郁症、抑制癌症和过敏症、抗炎消炎、防止老年痴呆或阿尔茨海默病的发生。

ω-3脂肪酸由于含有三个双重结合因子,因此很容易被氧化,生成十分有害的过氧化脂质。因此,使用ω-3脂肪酸含量高的油脂时,要尽量避免炒、炸等烹调方式,最好使用冷拌的方法食用,或干脆吞服ω-3胶囊。

(2) EPA脂肪酸(二十碳五烯酸)

EPA脂肪酸也属ω-3多不饱和脂肪酸,它既可以从食物中直接摄入,也可摄入ω-3脂肪酸之后在人体内转化而成。自然界中EPA含量较高的食物基本上是鱼类,如青鱼、竹荚鱼、沙丁鱼、鲣鱼、秋刀鱼、鲭鱼等青色鱼。

EPA脂肪酸具有神奇的保健和治疗价值,它既可溶解血栓、抑制血小板聚集、扩张血管、促进血液循环,又可减少血液中的中性脂肪、减少LDL、增加HDL、保持血管的弹性与柔性、抑制二十碳四烯酸的作用,防止癌细胞的产生或增殖。以日本渔民及农民为例,日本渔民血液中EPA的含量是农民的2.7倍,血小板凝集程度是农民的1/3,

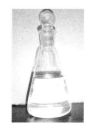

所以他们的心肌梗死及脑障碍而造成的死亡率要比农民低得多,由此可见 EPA 强大的保健和治疗功能。

(3) DHA 脂肪酸(二十二碳六烯酸)

DHA 也属 ω-3 多不饱和脂肪酸,和 EPA 一样,DHA 也可从食物中摄取,也可从 ω-3 脂肪酸转化而来。当人体摄入 ω-3 脂肪酸后,在人体内转化合成 EPA,然后再转化成 DHA。DHA 的食物来源也是鱼类,特别是鱼类眼睛含有最为丰富的 DHA。

DHA 与 EPA 的功能既近似,又有区别。它们最大的区别就在于 DHA 是构成大脑的主要成分,是大脑神经组织发育必需的营养成分,而 EPA 却无法通过进入大脑的关卡,因此 DHA 是唯一对大脑有着保健和治疗价值的脂肪酸。

DHA 的功能也十分广泛,它除了能抑制血小板凝集、预防血栓和动脉硬化、减少 LDL、增加 HDL,减少血液中的中性脂肪、降血压、抑制癌细胞的产生和繁殖、改善过敏性疾病和炎症发生之外,DHA 还有着独特的活化大脑、预防痴呆症的功能。

DHA 是不可多得的保健脂肪酸,要防止 DHA 缺乏,多摄入 ω-3 及沙丁鱼、竹荚鱼、秋刀鱼等青色鱼是行之有效的方法。

2. ω-6 系脂肪酸

ω-6 系不饱和脂肪酸也有 3 种,即 ω-6(亚油酸)、γ-亚麻酸和二十碳四烯酸。

(1) ω-6 脂肪酸

ω-6 属 ω-6 系的多不饱和脂肪酸,也是人体不能合成的必需脂肪酸之一。ω-6 脂肪酸的第一个双键出现在从甲基原子数起的第六位碳原子上,故称 ω-6 脂肪酸。ω-6 广泛分散在植物油脂中,而且含量相当高。根据中国人的饮食习惯,一般在烹调时用油较多,因而不会出现 ω-6 缺乏症。现在的问题是 ω-6 摄入过多,ω-6 进入人体后会合成二十碳四烯酸,会产生促进血小板聚集、引发慢性炎症、促进癌

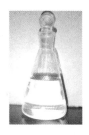

变等负面作用。肺癌、大肠癌及乳腺癌等欧美型癌症的急剧增多的原因，均与 ω-6 摄入过多有关。因此，专家呼吁，为了维持健康，关键要防止 ω-6 的过量摄入。

（2）γ-亚麻酸

γ-亚麻酸既可以在摄取 ω-6 食品后在人体中合成，也可从食物中获取。γ-亚麻酸含量较多的食物有海带，一般食物不含 γ-亚麻酸。

γ-亚麻酸在人体中会转化成二聚 γ-亚麻酸，二聚 γ-亚麻酸又转化成二十碳四烯酸，并可合成前列腺素。前列腺素可以调节血压和血糖值，预防高血压和糖尿病。同时，它还能降低血液中的胆固醇，抑制血小板凝集，从而避免脂肪在血液中凝积。它还具有扩张血管，使血液循环畅通的作用，可以有效地预防动脉硬化或心肌梗死等疾病。但令人遗憾的是，婴儿无法合成 γ-亚麻酸，年过 40 岁的成年人，γ-亚麻酸的合成能力会大幅度下降，加之酒精、脂肪、压力、化学物质均会影响 γ-亚麻酸的合成。因此，大部分人体内缺乏 γ-亚麻酸。

（3）二十碳四烯酸

二十碳四烯酸与 γ-亚麻酸都被称为维生素 F，也是一种必需脂肪酸。二十碳四烯酸是前列腺素 II 系列的生物体调节激素的原料。当前列腺素 I 系列和前列腺素 II 系列互相配合发挥作用时，能有效地调节血压和免疫系统的功能。特别应指出的是，二十碳四烯酸是胎儿和婴儿正常发育不可缺的必需脂肪酸，胎、婴儿如缺乏二十碳四烯酸会引起发育不良。虽然二十碳四烯酸有一定的保健功能，但现代人饮食中并不缺少二十碳四烯酸。据权威的统计，近 50 年来，人类的二十碳四烯酸摄入量增加了约 4 倍，主要原因是肉食增加，ω-6 摄入过量。二十碳四烯酸的过多摄入，后果是很严重的，它会制造出大量的组胺、凝血黄素、无色三烯、活化血小板因子等活性较强并会引起过敏、炎症及癌变的媒介物，会引发肺癌、大肠癌、乳腺癌、前列腺癌及皮肤癌等欧美型的癌症。要减少二十碳四烯酸在人体内的含量，关键是要减少 ω-6 脂肪酸的摄入。

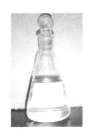

3. ω-9系单不饱和脂肪酸

ω-9系单不饱和脂肪酸的主要成员是ω-9脂肪酸(油酸)。ω-9与ω-6截然不同,一是不易氧化,不会像ω-6那样会变成可怕的过氧化脂质,是脂肪酸中最为稳定的脂肪酸。二是不像ω-6那样会减少HDL,增加LDL,而ω-9则和ω-6相反,能提高HDL,清除LDL,能有效地预防和治疗动脉粥样硬化和心肌梗死。三是不像ω-6那样,一旦摄入过多就会氧化成过氧化脂质,损伤细胞内的DNA,导致恶性肿瘤的产生。而ω-9的AOM值(氧化的稳定性标准)高达80,不仅不会被氧化,而且还具有很好的抑制"癌基因"的功效。

ω-9脂肪酸含量最高的油脂是橄榄油,因而橄榄油又被誉为"长寿油"、"液体黄金"。

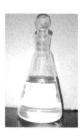

第六章 过多摄入会适得其反的 ω-6脂肪酸

ω-6多不饱和脂肪酸,指第一个双键出现在从甲基碳原子数起的第六位碳原子上的多不饱和脂肪酸,是人体无法合成、依靠食物摄入加以补充的必需脂肪酸。ω-6主要来源是植物油,如豆油、花生油、玉米油、菜籽油、芝麻油。

ω-6曾风靡一时,20世纪50年代美国发表的营养研究报告指出:"ω-6能够有效地降低血液中的胆固醇"。于是,发达国家的国民纷纷积极摄取ω-6,想借ω-6之力,抑制冠心病等心脑血管疾病的发生。然而,过多摄入ω-6并没有给人类带来福音,因为ω-6含不饱和键多,因此易受自由基攻击而产生脂质过氧化。ω-6不但会造成脂质过氧化,而且还会导致慢性炎症和癌症的发生。因此,摄入ω-6并不是越多越好。

一、ω-6的保健功能

ω-6脂肪酸是不饱和脂肪酸的代表,是人体新陈代谢不可缺少的成分,是公认的必需脂肪酸,同时它还是构成细胞膜和皮肤的重要成分之一。ω-6缺乏,会使人的生长停滞、体重减轻、肾脏受损、皮肤呈鳞状。不过现代人一般不会出现ω-6缺乏症。因为人类平时所食用的植物油中,ω-6的含量十分丰富,人均摄入量一般都会超标。

二、ω-6过多摄入适得其反

尽管ω-6有着降胆固醇、降血压、降血糖等功能,但是亚油酸是

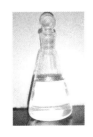

把双刃剑,过多摄入不仅无益,反而有害。

1. 过多摄入 ω-6 会引发肥胖

不少人在脂肪摄入时有一种误解,认为饱和脂肪(动物脂肪)会引发心脑血管疾病,而不饱和脂肪(植物油脂)绝对安全,就是多摄入一点,也没有后顾之忧。正因为有了这种误解,才导致肥胖者的队伍不断扩大。流行病学研究表明,无论哪一种脂肪,它的性质完全是一样的,是由 1 分子甘油和 3 分子脂肪酸组成的,过多摄入都会导致肥胖。因为脂肪的热量密度高,是同质量糖类和蛋白质的 2 倍以上,要比摄入糖类和蛋白质更容易肥胖。因此中国营养协会建议,国民的脂肪摄入量每人每日以 25 克为限,超过这个上限,机体一般消耗不了,过多的热量只得在人体中储存起来,导致人的肥胖。ω-6 是高热量的脂肪酸,在各种植物油中含量普遍均较高,加之中国人在烹调时喜欢用植物油,而且用量均相当大,人均日摄入 ω-6 远远超过 25 克的上限,导致我国的肥胖者的队伍越来越大。据中国疾病预防控制中心 2002 年保守的统计,我国 20 岁以上人口中,超重者不低于 2.4 亿人,肥胖患者已达 3 000 万人以上。

肥胖是百病之源,肥胖会引发一系列的致命疾病。因此,走出植物油的食用误区,减少 ω-6 的摄入,增加 ω-3 的摄入,是减少肥胖患者队伍的当务之急。

2. 过多摄入 ω-6 会引发高血压

过多摄入 ω-6 会引起肥胖已成为不争的事实,而肥胖又会引起高血压也是不争的事实。当人摄入过多含 ω-6 的植物油之后,多余的热量就会以脂肪的形式在人体内堆积起来,随着脂肪组织增加,大量新的血管增生,血液必须从这些血管通过,这无疑给心脏增加了负担,增加了血管壁的压力,进而导致血管的硬化,引发高血压。

此外,多数专家认为胰岛素抵抗是肥胖与高血压之间的代谢关

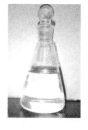

系。当人的体重减轻之后,既能降低血压,又能改善胰岛素抵抗,一些改善胰岛素抵抗的措施也能起到降低血压的作用。由此可见,肥胖特别是中心性肥胖是高血压的独立危险因素之一。因此,通过控制ω-6的摄入来减轻体重,可以使血压降低,即使10%的体重下降,也能看到血压改善的效果。

3. 过多摄入ω-6会引起慢性炎症

人们平时所理解的炎症,一般指的是肌肤受伤后出现肿胀、发热以及疼痛的症状。还有就是突发的脏器炎症,如急性胃炎、急性肾炎等。这些因受伤及被病原体感染的情况下所发生的急性炎症,通常在机体修复受损组织后,或病原体被击退后便会立即消失。然而,人体中还有一种慢性的炎症,这种炎症来势缓慢,会在患者毫不察觉的情况下,长期潜伏在机体内。这种炎症比起急性炎症来说危害更大,因为慢性炎症会不断地侵蚀、损伤机体正常的神经细胞、血管及组织。当大脑神经细胞受到侵害时就会导致老年痴呆的发生;如果动脉血管慢性发炎,则会引发心脏病;如果基因被慢性炎症所破坏,那么极有可能诱发癌症;如果慢性炎症抑制胰岛素功能,那么极易造成肥胖症及糖尿病。

科学家经长期研究发现,人体中存在着对立的炎症和抗炎症激素,如两者保持平衡,互相抵消,那么就不会出现慢性炎症。然而,现代人的饮食结构,却往往使这种对立失去平衡,导致慢性炎症普遍发生,使人产生各种致命疾病而过早衰亡。那么引起炎症和抗炎症激素失衡的关键物质是什么呢?原来,是人们平时所食用的富含ω-6脂肪酸的植物油及加氢植物油(反式脂肪酸)。那么一直被奉为十分安全的植物油为什么会引起慢性炎症呢?原来,ω-6脂肪酸中的2个氢原子被剥夺,插入一个双键后,就形成了γ-亚麻酸(GLA)。γ-亚麻酸又会转变成二聚γ-亚麻酸(DGLA)。二聚γ-亚麻酸是构成抑制炎症的良性二十碳的原材料,对机体而言,绝对是好东西。此外,它还是细胞膜的成分,有活化细胞的功能,对于降低血液中的胆固醇,抑制血

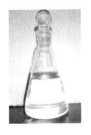

小板凝集,避免脂肪凝积在血液中有着积极的作用。

但是一旦 ω-6 摄入过多,合成的二聚 γ-亚麻酸必然也会过剩。这时问题就出现了,二聚 γ-亚麻酸会在 D5D(一种脱氢酶)的作用下演变成能够转化为炎症性的恶性二十酸的原材料——花生四烯酸(AA)。因此,凡摄入 ω-6 过多的人,机体内的花生四烯酸含量必然会升高。于是花生四烯酸与环氧化合酶结合,演化成前列腺素 E_2(PG E_2);与脂肪氧合酶结合,产生白细胞三烯 B_4(LT B_4)。这两种新的合成物质,均是强烈的致炎因子,能引发慢性炎症,加速机体老化,引发心脏病、糖尿病、癌症等致命疾病。因此,从这个意义上来说,植物油及加氢植物油中过多的 ω-6 是引发慢性炎症的元凶。

4. 过多摄入 ω-6 会使血黏度增高

人的血黏度之所以会增高,主要是血液中有过多的血浆蛋白质、三酰甘油,脱落的内皮细胞及将这些有害物质缠绕在一起的血小板。

血黏度过高势必会影响血液的流速,会产生两个严重的后果。一是血流减慢,血液中杂质过多,会影响人体细胞的供氧,当细胞处于长期缺氧的状态下,极易引起癌变;二是血液黏度过高,会造成血液流动减缓。通常情况下,血液循环较快的血液中的低密度脂蛋白是不太容易从内皮细胞的缝隙中侵入血管壁内部的。但由于血黏度高,血液流动缓慢,那么就会给低密度脂蛋白提供了植入血管壁内部的机会。由于内皮细胞中含有活性氧的成分,因此低密度脂蛋白极易被氧化,引来血小板在破损血管中聚集,最后形成血栓,堵塞动脉,引发可怕的冠心病。因此,动脉粥样硬化、冠心病等致命疾病的形成,与血黏度的增高有着千丝万缕的关系。

那么人体血管中的血黏度是什么原因导致增高的呢?专家经过长期的研究认为,血黏度增高最直接的原因与 ω-6 脂肪酸的摄入过多有关。大家知道,过多摄入 ω-6 会演变为花生四烯酸。花生四烯酸在机体中会与环氧化合酶发生反应,产生一种能使血小板凝集、血

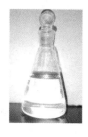

液固化、引起血黏度增高的凝血基酸。众所周知,阿司匹林之所以能有效地降低血液黏度,原因就在于阿司匹林能破坏环氧化合酶与花生四烯酸的结合,从而有效地防止了血小板的凝集及血黏度的增高。但是阿司匹林毕竟是药物,会有较大的不良反应,长期使用会造成胃溃疡等疾病。因而要解决血黏度增高的问题,阿司匹林并非是长期的、最好的选择。关键是从摄入的脂肪中去找出路,减少 ω-6 和增加 ω-3 的摄入,这样既安全,又有效。

5. 过多摄入 ω-6 会引发糖尿病

在过去,糖尿病是十分罕见的,而现在却成了弥漫全球的疾病之一。据不完全统计,美国有 1 700 万人患糖尿病,日本有 690 万人患糖尿病,我国糖尿病患者的队伍更加庞大,达 6 000 万人之多。

糖尿病有 1 型和 2 型之分。1 型多于儿童时期,仅占糖尿病总数的 10% 以下。引发的原因是胰脏功能受损,胰岛素分泌不足。因此,1 型患者要终身注射胰岛素,以保证血糖代谢处于正常状态,所以 1 型糖尿病又被称为胰岛素依赖型糖尿病。

2 型糖尿病多发于中年的肥胖人群,约占糖尿病总数的 90%。2 型糖尿病的致病原因是胰岛素抵抗。当患者发生胰岛素抵抗之后,胰脏为了降低过高的血糖,只得拼命地、持续不断地分泌胰岛素,致使胰脏疲于奔命,胰岛素的分泌也越来越少,越来越困难。从而导致 2 型糖尿病的发生。

糖尿病的可怕主要在于它的并发症。糖尿病的并发症大致有:神经障碍、阳痿、视网膜炎、肾功能障碍、脚坏疽等。专家认为,升糖指数高的碳水化合物等食物及植物油脂中的 ω-6 过多摄入是引发糖尿病的主要原因之一。不过过多摄入碳水化合物有可能引发糖尿病尚可理解,而过多摄入 ω-6 为什么也会引发糖尿病呢?原来,ω-6 过多进入人体后会演变为花生四烯酸。大量的花生四烯酸还会向血液中释放出其他炎症物质,如肿瘤坏死因子(TNF)和 IL-6(白细胞介素-6),

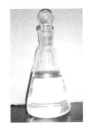

而肿瘤坏死因子(TNF)会加速胰岛素抵抗。如果胰岛素抵抗久治不愈,就会引发胰岛素过剩症,要不了多久,胰岛素过剩症就会发展成为糖尿病。因此,减少 ω-6 的摄入能有效防止糖尿病的发生。

6. 过多摄入 ω-6 会引发老年性痴呆症

老年痴呆对于身体功能尚好的老人来说无疑是最致命的,因为致使他们过早衰亡的是大脑功能的提早丧失,而不是机体其他部件。换而言之,如果不发生老年痴呆症,他们可能会活得更长,活得更好。

过去极为罕见的老年痴呆症,近来有席卷全球的态势,不仅患者的数量激增,而且患者的病变程度也越来越重。以美国为例,现有老年痴呆患者 420 万人。我国虽然没有精确的统计,但患者的队伍绝对是十分庞大的。

据临床研究,老年痴呆的发病机制和心肌梗死极为相似,是脑内淀粉状蛋白凝块积聚过多而引发的。而引起脑内淀粉状蛋白凝块积聚的原因,主要是 ω-6 摄入过多所致。ω-6 适量摄入有利于健康,但一旦过多摄入便会变成致炎物质,引发大脑的慢性炎症。在正常情况下,大脑内的神经胶质细胞(免疫系统细胞)只会攻击异常的神经细胞。不过在炎症加剧的情况下,它也会出现过激的反应,主动地去攻击正常神经细胞,导致大脑内淀粉状蛋白凝块的产生和堆积,最后引发老年痴呆症。这一结果已被日本科学家的研究验证。在日本很少有老年痴呆患者,因为日本人食鱼较多,鱼中的 ω-6 相对较少,而能抑制炎症发生的 ω-3 含量却相当高,两者的比例达到 4:1 的相对平衡状态。由于这种比例能平衡炎症和抗炎症激素,因此不会引起大脑内的免疫系统细胞对正常大脑细胞的攻击,也不会引起淀粉状蛋白质凝块在大脑中的沉积,从而能有效地防止了老年痴呆症的发生。因此,要预防老年痴呆症的发生,应马上撤换餐桌上含 ω-6 过高的植物油,而改用富含油酸(ω-9 脂肪酸)和亚麻酸(ω-3 脂肪酸)的油脂替代,这样才有可能避免老年痴呆症的发生。

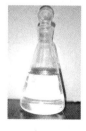

7. 过多摄入 ω-6 会引发冠心病

对于冠心病,绝大多数人是会不寒而栗的,因为患者往往会在没有任何征兆的情况下发病,而且来势十分凶猛,常常来不及抢救就命归黄泉了。权威的报告显示,年龄在 50 岁以下的冠心病患者,有 63% 在第一次发病后 1 小时之内死亡,只有 27% 的患者由于抢救及时有生还的希望。那么冠心病是如何形成的呢? 造成冠心病的原因有不少,但专家倾向性的意见是与过多摄入 ω-6 有关。因为冠心病患者血液中的胆固醇和三酰甘油普遍比较高,而且这两种脂质在这部分患者中由来已久,可能会持续几十年的时间,这完全与人们平时过多摄入富含 ω-6 的植物油完全吻合。有关专家曾对一组人从婴儿时起就进行观察,到了 10 岁左右,这些孩子中有一半人的冠状动脉出现损伤。而到了 15 岁左右,100% 的人患有轻微的动脉粥样斑。这些专家还解剖了平均年龄为 22 岁的早亡者,令人震惊的是,其中有 77.3% 的人生前有冠心病的先兆。

美国哈佛大学的帕鲁·里德卡教授对冠心病患者的血液进行长期的跟踪测定,发现患者血液中的 CRP(C 反应蛋白)值如果偏高,那么冠心病的发作概率就会上升 4~5 倍。CRP 是由 ω-6 转化而成的花生四烯酸向血液中释放出来的。血液中的 CRP 会反复对健康的血管进行侵蚀,导致动脉血管出现粥样硬化,最终引发冠心病。因此,从某种意义上说,冠心病也是由 ω-6 摄入过多而引起的炎症反应。

8. 过多摄入 ω-6 会引发恶性肿瘤

恶性肿瘤往往是 DNA 遭到破坏后所产生的。当 DNA 遭到攻击之后,就会发生突变,导致正常细胞演变成癌细胞。但是癌细胞的出现,并不代表肿瘤的形成,因为人的免疫系统会对癌细胞进行围剿,并予以歼灭。因此,绝大多数人由于免疫系统运转正常是不会患上癌症的。但是当人的免疫系统一旦出现故障,那么癌细胞就会有恃无恐,

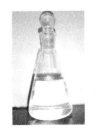

加之花生四烯酸所产生的二十碳的推波助澜,从而引发癌症的产生。

大家知道,癌细胞的可怕并不在出现的初期,而是向全身转移阶段。不过癌细胞在人体中游走,必须要有一个载体,这个载体就是来自于花生四烯酸的二十碳。这种物质会将癌细胞源源不断地送到人体各处的组织中去,并帮助癌细胞形成输送营养的血管,从而在人体器官中形成癌症。权威的专家认为,花生四烯酸在环氧化合酶的作用下,产生了炎症性的二十碳,是引发癌症的重要原因。因此,要预防癌症的发生,最关键的是要控制血液中二十碳的产生,即控制体内花生四烯酸的水平,从根本上说要控制 ω-6 的摄入。

ω-6 过多摄入会引发癌症的论断已得到美国两位癌症研究的领军人物雷纳德·索埃和罗伯特·多希的实验验证。美国科学家对患有癌肿的老鼠进行禁食,认为禁食后老鼠失去了营养的供给,会降低癌肿的生长速度。但是美国科学家却意外地发现,禁食后的老鼠不仅没有减慢癌肿的发展,相反癌肿发展得更快了。癌肿的生长速度增加了 4 倍,原因何在呢?美国科学家索埃和多希终于揭开了这个谜团,原来老鼠被剥夺食物后,它们的身体意识到闹饥荒了,于是会自动启动生物化学的警报机制,让体内储存的脂肪向血液中释放出脂肪酸,此刻老鼠血液中主要由 ω-6 组成的脂肪酸是平时的 5 倍以上。当富含 ω-6 的血液流经癌肿时,癌肿获得了意外的、它最喜爱的营养,于是拼命地吸收,导致疯狂地生长。从而找出了处于饥饿状态的患肿瘤老鼠,病灶越长越大的原因所在。最终权威的专家得出结论,ω-6 是癌肿最需要的营养物质,过多摄入 ω-6 会助长癌肿的发生和发展。要从根本上预防癌症的发生,最有效的办法就是控制 ω-6 的摄入。

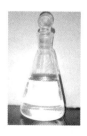

第七章　保健新贵——ω–3脂肪酸

ω–3脂肪酸(亚麻酸),也是人体内不能合成、必须通过食物加以补充的多不饱和脂肪酸。ω–3系不饱和脂肪酸家族的家长是ω–3,它的衍生物是代谢作用活跃的二十碳五烯酸(EPA)和二十二碳六烯酸(DHA)。这些ω–3系的不饱和脂肪酸均是制造Ⅲ型前列腺素的原料。Ⅲ型前列腺素是大脑正常功能必不可少的物质,它会影响人的视觉、听力、协调能力以及情绪,而且还可以降低血黏度、控制血液胆固醇和脂肪水平、增强免疫系统功能和新陈代谢、减轻人体内的慢性炎症。现代医学研究表明,当人体内ω–3脂肪酸不足时,就会产生高血脂、高血压、高血糖及肥胖等疾病;就会降低人体的免疫功能,导致各种免疫性疾病的发生;就会造成血液黏稠,导致血栓性疾病和脑中风;就会产生淀粉状蛋白凝块积聚,阻碍大脑神经的生长发育,引发老年痴呆症;就会影响Ⅲ型前列腺素的形成,阻碍视觉神经的发育和功能,引发近视和老年性眼疾;就会加速人的衰老,使人体提前衰亡。临床实践证明,当人补充了足量的ω–3脂肪酸之后,以上的那些症状会明显得到改善,甚至痊愈,ω–3脂肪酸的治疗价值和保健功能已引起人们的广泛关注。

第一节　ω–3的抗血液黏稠功能

一、最容易被忽视的血液黏稠

血黏度并没有引起多少人的重视,其实过于黏稠的血液潜伏着许多危险。血液黏稠表示血液中的红细胞、白细胞及血小板出现了异常。血液黏稠在中医中称为"瘀血",可造成全身组织中的氧和营养不

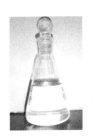

能及时供给,致使血液中产生血块,引起血管堵塞,导致冠心病和脑中风的发生。

血液过于黏稠,不仅要引起重视,而且要及时加以调整,否则后果是很严重的。要降低血黏度,有不少好的方法,如食物疗法、阿司匹林疗法等。食物疗法有一定的效果,但疗效来得比较慢,效果也不显著;阿司匹林疗法虽然效果十分明显,但长时间服用阿司匹林会造成胃溃疡等后遗症,有得不偿失的感觉。科学家近来发现,脂肪酸在血黏度上起着十分关键的作用,过多摄入 ω-6 脂肪酸会使血黏度增高,而摄入足量的 ω-3 脂肪酸则能起到立竿见影的降低血黏度效果,而且没有任何不良反应。

1. 血液黏稠的起因

（1）过度疲劳会造成血液黏稠

大家知道,血液黏稠除了血液中脂类"垃圾"过多之外,红细胞的变形能力下降、白细胞的黏着力增加及血小板的聚集力的加强也会造成血液黏稠。当你的压力过大、过于疲劳,那么就会影响白细胞的变形及通过能力,从而使白细胞黏附在血管通路的入口处,堵塞入口,导致血黏度增高,通行不畅。因此,精神压力过大、过于疲劳、长期从事夜班工作的人,一般血黏度均较高。

（2）血糖过高会造成血液黏稠

长期血糖过高,对血液造成的负面影响是显而易见的。首先如果血液中血糖过高,血糖会作用于红细胞的细胞膜,导致红细胞的变形能力下降,进而影响血液的通过能力。其次正常、健康的红细胞是不应该粘结在一起的,因为红细胞的细胞膜均带有负电,会排斥周围的电子,所以不会产生粘连。血液中糖分过多,会与蛋白质结合,将红细胞包裹起来,导致红细胞本身的负电性质无法发挥,使红细胞粘结在一起,使血液黏稠,血液循环减慢。

（3）过量喝酒会造成血液黏稠

造成血液黏稠的主要物质是血小板。血小板的形状与红细胞有

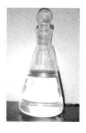

相似的地方,均呈盘状。但直径要比红细胞小,只有 2～3 微米。由于个体小,因此用不着变形,就能轻而易举通过毛细血管。不过血小板具有聚集、凝固的性质,一旦凝集,那么就会使血液黏稠,影响血液的循环。由于血小板具有聚集、凝固的特性,因此即使不是血管损伤,只要过度摄取酒精同样会增加血小板的凝集性和粘结性。原因与糖分的影响差不多,酒精会干扰红细胞膜上的负电,从而导致红血球的粘结,并与血小板缠绕在一起,使血液黏稠不堪。

(4) ω-6 摄入过多会造成血液黏稠

ω-6 多富含热量,如过多摄入,肝脏就无法充分将其代谢,导致血液中脂肪增加,造成红细胞表面的细胞膜变厚变硬,从而使红细胞的变形能力明显下降,引起血液黏稠。其次,血液中过多的脂肪会导致红细胞膜变脆,使它在狭窄的毛细血管中易与血管壁产生剧烈的摩擦,导致细胞膜裂开,致使血液中二磷酸腺苷(ADP)流出。ADP 会提高血小板的凝集性,会使血液变稠、变黏。

2. 血液黏稠的危害

人的毛细血管的内径约为 7 微米,即仅有千分之七毫米。血液中含有许多成分,要通过如此纤细的血管,血液必须保持清洁爽滑。如果血液一旦出现黏稠的状态,黏黏糊糊的血液就很难通过毛细血管,血液中的"毒素"就会伤害血管壁,导致血管粥样硬化等一系列心脑血管疾病的出现,长期发展下去就会危及生命。

(1) 血液黏稠会使血脂升高

血液黏稠,不仅会影响血液的流动,更重要的它会囤积不少有害的物质,其中血脂的危害最大。血液中的脂类物质一般可以分为两大类:一是胆固醇;二是三酰甘油。血液中胆固醇值偏高,称为"高胆固醇血症";血液中三酰甘油值偏高,则称为"高三酰甘油血症"。其实胆固醇和三酰甘油并不是与生俱来就是有害物质,就以胆固醇为例,它既是构成细胞膜的材料,同时也与各种激素和胆汁酸的生成有关,因

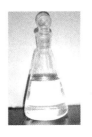

此胆固醇并不是有害物质。问题是血液中的胆固醇过多之后,为了溶于血液,它就会被脂蛋白及磷脂包裹起来,形成脂蛋白粒子,从而可以在血液中流动。这些脂蛋白的微粒,又根据其个体的大小,分为低密度脂蛋白和高密度脂蛋白。如果血液健康清爽的话,低密度脂蛋白会将必要的胆固醇运送到机体的各个组织中去,而剩余的胆固醇则由高密度脂蛋白将其回收肝脏。因此血液中的脂蛋白如保持这种平稳,那么血液不会出现黏稠,反之血液会变得黏黏糊糊的。

血液黏稠的主要成分还有三酰甘油。和胆固醇一样,三酰甘油也是维持生命和活动不可缺少的物质,是肌肉的热量来源。但是血液中含有过多的三酰甘油,就会走向反面,三酰甘油也不溶于血液,也以脂蛋白的形式在血液中流动,过多的三酰甘油自然会增加血黏度。

因此,血脂升高是血液黏稠的形成基础,血液黏稠必然导致血脂升高,两者是密不可分的。所以要让血黏度降下来,必须先将血脂降下来。只有将血脂降下来,才能保持血液循环的顺畅。

(2)血液黏稠会使血压升高

血压是维持人体生命必不可少的。黏稠的血液特别容易将血液中的"垃圾"黏附在血管壁上,使血压升高。因此,要预防高血压的形成,应警惕血液的黏稠度,千万不要以为血液黏稠是小事,否则小事会酿成大祸的。

(3)血液黏稠会使动脉粥样硬化

血液之所以黏稠度会升高,这是与血液中的脂蛋白密度太高有关。脂蛋白有好坏之分,低密度脂蛋白由于其进入动脉血管壁之后,会引起巨噬细胞的攻击。巨噬细胞,也称多食细胞,或贪食细胞,是一种大型、呈阿米巴状的细胞,能捕食入侵的细菌。当低密度脂蛋白进入内皮细胞组织时,吞噬细胞会将其视为入侵的异物,于是张开"巨口"吞食起低密度脂蛋白。但是当巨噬细胞吞食了过量的低密度脂蛋白之后,会产生泡沫状的残骸,并在动脉血管壁中堆积起来,形成粥样的斑块,从而渐渐使血管内腔变窄、血管变硬。使富有弹性的动脉血

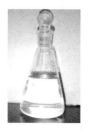

管失去了弹性,最后形成动脉血管粥样硬化。因此,将这种会被吞噬细胞吞食,并使动脉血管变窄、变硬的低密度脂蛋白被称为坏脂蛋白或坏胆固醇。

此外,和胆固醇一样,三酰甘油如果过多,同样也会使血液黏稠,使血液中的好胆固醇减少,坏胆固醇增加。血液中的好胆固醇一旦减少,那么会对血液中多余胆固醇的回收产生不良影响,从而促使动脉粥样硬化。

（4）血液黏稠会使血管栓塞

血栓在心脑血管疾病中是十分致命的一种,有的患者刚才还好好的,不料突发疾病,轻者半身不遂、语言不清;重者一命呜呼,命赴黄泉。那么血栓是如何形成的呢？原来与血黏度增高有关。血液在流动时通常会与血管壁发生摩擦,如果血液中异物多,血液不干净,那么这种摩擦力就会增大。一般血黏度高的血液中"垃圾"也多,势必会加剧摩擦。这种摩擦反过来加速血管壁上的上皮细胞脱落,加入"垃圾"的队伍。这些血液中的"垃圾",如不及时清除,它们又特别容易与纤维蛋白、血小板缠绕在一起,黏附在血管壁上。时间一久,这种异物越积越多,最后导致血栓的形成。

血栓是应格外引起重视的疾病,因为血栓堵塞住冠状动脉血管,则容易引发急性心肌梗死;如血栓堵塞脑动脉,便会引起缺血性脑中风;此外血栓还会导致闭塞性动脉硬化症、血栓闭塞性脉管炎、肺源性心脏病等致命疾病的发生。因而,要避免血栓的形成,应及时将血黏度降下来。

（5）血液黏稠会引起中风

中风又称为脑卒中,是一种严重威胁人的生命和生命质量的致命疾病。中风由于是脑血管出现急剧病变,犹如自然界的风一样,顷刻间瞬息万变,因此俗称为中风。中风的临床表现主要有头痛、头晕、意识障碍,严重的还会出现偏瘫、语言表达障碍等。

中风往往是在高血压、脑动脉粥样硬化的基础上突然发作的。而

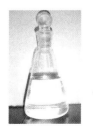

高血压和动脉粥样硬化的发生与血液过于黏稠是分不开的。因为血液的阻力与血黏度是成正比的,血黏度增高势必会增大血管的外周阻力,增加心脏的负担,迫使血压升高。由此可见血液黏稠可升高血压、导致动脉硬化。而高血压和动脉粥样硬化又是中风产生的物质基础。因此,平时应注意将血黏度降下来,使血液在血管中顺畅地流动,从而能有效地预防中风的发生。

(6)血液黏稠会引起冠心病

冠心病是对人类威胁最大的疾病之一,全世界每年死于冠心病的人可达1 200余万人,占疾病总死亡率的25%。我国每年死于冠心病的患者约为100万~120万,排在国民死因的第一位。

冠心病的全称是冠状动脉粥样硬化性心脏病,原来向心脏供血的血管称为冠状动脉,由三个主要的分支环绕心脏,平均每条心肌纤维有一条毛细管供血,如果冠状动脉的任何一个部位出现栓塞,都会导致心肌供氧严重不足而出现剧烈的胸痛,即心绞痛。如果心绞痛反复发作,就有可能演变成为致命的心肌梗死。

冠心病的发病与血液过于黏稠有着直接的关系。据临床研究,冠心病患者的血液均十分黏稠,血液处于高凝状态,流动十分缓慢,极易形成血栓。当血栓堵塞了冠状动脉,那么氧气无法及时输送到心肌中去,便会引起急性心肌梗死。急性心肌梗死如抢救不及时,那么患者便会很快就死去。因此,防止血液黏稠,是防止冠心病的一项重要措施。为了缓解冠心病患者血液过于黏稠的症状,医生往往建议患者服用阿司匹林,因为阿司匹林具有降低血黏度的功能。

3. 血液黏稠的自测

既然血液黏稠的危害那么大,有什么办法能及早发现,及时加以治疗呢?其实,一点也不难,因为血液黏稠也有它的"蛛丝马迹",只要稍加注意就不难被识别出来。

一是血液黏稠的患者,一般晨起时会有头晕的症状,而且此刻思

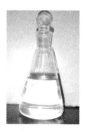

维也不够流畅,直至早餐后这种症状才会有所改善,到了晚上患者的头脑越发清醒,而且这三个阶段的症状表现特别容易被区分开来。凡具有以上特征的人,一般血黏度均会比较高。

二是午餐后人特别容易疲乏,非午睡一下不可,否则一个下午将会无精打采,昏昏欲睡。原因很简单,血液黏稠的人,摄入食物后血液更加黏稠了,血液循环更慢,大脑由于无法获得足够氧的供应,导致脑细胞缺氧所致。

三是血液黏稠的人,往往下蹲要比正常人困难,一旦下蹲便会有头晕头昏的症状出现。原来,下蹲时,回到心脑的血液明显减少,导致心脑严重缺血、缺氧,出现头昏头晕及呼吸困难等症状。

四是血液黏稠的人,常常会出现阵发性视力模糊,这是视觉神经因为血黏度高无法得到充分的营养和氧气所致。

因此,只要稍加留意,就会不难发现自己血黏度如何,如果以上有一项符合的,则应引起重视,去医院做进一步的检查。

二、ω-3的抗血液黏稠功能

在ω-3脂肪酸的许多保健功能中,它的抗血小板聚集、降低血黏度的功能尤为特出,甚至不亚于阿司匹林,而且没有任何副作用,是近年异军突起的血液保健新贵。

1. ω-3可有效清洁血液

血液中如有"垃圾",那么就会增加黏度,如同河流被堵塞一样。一旦血管因血液黏稠而被堵塞,就会引起致命的脑血栓和冠心病。而血液中的"垃圾"主要以低密度脂蛋白和三酰甘油为代表。低密度脂蛋白的增多,不仅会增加血黏度,而且还会导致动脉血管粥样硬化。而ω-3脂肪酸却有着一种特殊的功能,当ω-3脂肪被摄入人体之后,就转变成DHA,DHA是人体必需的脂肪酸,大都存于人脑中,能

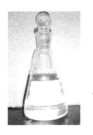

维持脑发育和脑功能。DHA缺乏会导致神经细胞的损伤,长期缺乏DHA会演变成老年痴呆。DHA除了具有良好的健脑功能之外,还具有极好的降低胆固醇的功能,能有效提升高密度脂蛋白,并由高密度脂蛋白将低密度脂蛋白从血管壁中"铲"下来,运回肝脏中去,从而有效地降低血液中坏胆固醇的含量,降低血液的黏稠度。此外,DHA还能抑制与脂肪酸合成的有关酶的活性,从而可以有效地抑制血液中三酰甘油的上升,清洁血液,改善血黏度,预防高血脂、高血压以及心脏病的发生。因此,ω-3脂肪酸被誉为"血液的清洁剂"。

2. ω-3能抑制血小板聚集

在人的血液中有三种细胞,即红细胞、白细胞及血小板,在这三种细胞中血小板的个头最小。血小板其实是骨髓中原核细胞脱落的细胞质碎片形成的,一般进入血液后的平均寿命为7~14天。血小板的主要功能是维持血管内皮的完整性,促进止血和加速凝血。如没有血小板,那么人一旦出血就会血流不止。

当动脉发生硬化病变时,血管壁就会变得高低不平、粗糙不堪,甚至出现局部的破损。此时血小板便会聚集在血管壁的破损处,帮助修复破损的血管内皮。但是血小板的修复过度、聚集过多时,血管中就会形成血栓,是十分危险的。

令人难以置信的是,ω-3脂肪酸有着抗凝药物一样疗效的效果,一般只需服用半个月左右的ω-3脂肪酸胶囊,血黏度便会明显下降,昔日缠绕挤压在一起红细胞会奇迹般地分开,血液的流动明显加快,红细胞的携氧能力也明显增多,原因是ω-3脂肪酸分解了血小板的聚集和缠绕。ω-3脂肪酸主要是通过抑制血小板环氧化酶,来达到抑制血小板聚集作用的。原来ω-3脂肪酸与环氧化酶结合之后,产生一种叫依前列醇(PG I_2)的物质。PG I_2来自血管壁内皮细胞,可促使血管收缩,促进血小板聚集,从根本上杜绝血液黏稠的发生。

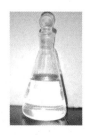

3. ω-3可减少纤维蛋白合成

如果把血液中的凝块比喻为混凝土的话,那么血小板就是粘结剂,而随血液流动的纤维蛋白则是水泥。原来血液中的凝块主要是由纤维蛋白组成的,而将众多纤维蛋白组合在一起形成凝块的就是血小板。长链的纤维蛋白随着血液流动,特别喜欢与血小板缠绕在一起。这时血小板好比是胶水,将分散的纤维蛋白逐一粘结起来,并渐渐成块。流行病学调查显示,纤维蛋白含量高的人发生冠心病及早逝的概率是正常人的5倍。由此可见,要预防冠心病等致命疾病的发生,除了要抑制血液中血小板的聚集之外,减少血液中纤维蛋白的含量更为重要。那么可怕的纤维蛋白来自何处呢?原来,纤维蛋白是一种与炎症和应激有关的蛋白,风湿热等均能将纤维蛋白原转变成可怕的纤维蛋白。纤维蛋白血症不仅会导致血液黏稠,血栓形成,而且还是恶性肿瘤的信号。科学家发现,ω-3脂肪酸不仅具有抑制血小板聚集的功能,而且还能有效阻止纤维蛋白原向纤维蛋白转化,能有效地抑制纤维蛋白血症的发生,使血黏度明显降下来,从而从根本上防止血栓的发生,大大减少心脑血管疾病的发生率。

第二节　ω-3的抗血管粥样硬化功能

一、人类第一"杀手"——动脉粥样硬化

血管是人体中的生命之河,人体所有细胞所需的氧和营养均是靠这条长达10万千米的生命之河运输的。人的血管分为三大类,一是将血液从心脏送达全身各个器官的动脉。动脉壁有内、中、外三层膜,其中中膜最有特点,它由多层弹力纤维组成,因而动脉富有弹性,不仅能承受从心脏喷发出来高达16千帕血流的巨大压力,而且还具有弹性回缩力,推动血液向前流动,使血液流动持续不断地进行。二是将

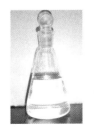

血液回流进入心脏的静脉。静脉的血管较粗,容纳血液循环时70％的血液,静脉的中膜很薄,因此弹性也小,但是为了防止血液逆流,每一段静脉上都会有一扇小闸门似的瓣膜,所以在静脉中血液只能前进,不能后退。三是遍布人体各个角落的毛细血管。人的血管总长度为10万千米,其中毛细血管的长度就占6万～8万千米,因此人体的各个细胞均在毛细血管的网络之中。毛细血管的管壁异常薄,厚度不到1微米,仅由一层内皮细胞组成。虽然毛细血管又细又薄,但它的作用十分重要。由于薄,因此它具有半渗透性,在这里毛细血管将营养物质和氧释放到组织细胞中去,同时又将组织代谢所产生的废物和二氧化碳收集起来运送到静脉中去。

虽然人的血管十分坚韧,可以陪伴人走完漫长的一生。但是如果护理不当,受各种病理因素的影响,人的血管同样也会生病、发炎、变脆、硬化、堵塞,其中尤以动脉粥样硬化最为常见。动脉粥样硬化主要侵犯各种重要器官的动脉。如果是冠状动脉粥样硬化,就会引起心肌缺血、心绞痛和心肌梗死等致命疾病;如果粥样硬化发生在脑动脉,就会引起动脉血栓,造成动脉破裂,从而引起卒中;如果粥样硬化发生在下肢动脉,那么极易造成下肢供血不足,引起麻木、痉挛,严重的还会发生下肢坏死。因此动脉粥样硬化是名副其实的人类第一号"杀手"。

1. 动脉粥样硬化的成因

所谓动脉粥样硬化,就是人体动脉内膜发生脂质沉积,形成斑块,导致内膜表面向血管腔内凸起,斑块有的伴有钙化和纤维化形成,使动脉血管壁变硬、增厚,管腔变窄。如果剖开硬化的斑块,就不难发现这些坏死组织和沉积的脂质均似粥样,动脉粥样硬化由此而得名。

其实,人的动脉内壁表面是异常光滑的,正常情况下血液很容易顺畅地通过,大部分的血脂也可由动脉内膜渗进动脉壁,再由动脉外膜的淋巴管排出去,再加上有100多种酶对动脉血管壁进行保护,血脂一般很难在血管壁上沉积起来。既然,动脉有这么好的保护机制,

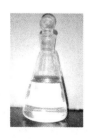

那么为什么还有那么多的人患上动脉粥样硬化呢？原来，动脉粥样硬化的关键是动脉血管内膜受损，一些不能渗进动脉的血脂也渗透进去了，并且在动脉内膜损伤处沉积。此外，动脉内膜的损伤也引来了血小板的聚集，两种因素合在一起，导致动脉内膜和中层细胞大量繁殖，在这一过程中还有源源不断的血脂补充进来。于是动脉血管的内膜和中层渐渐地向管腔内鼓了起来，再加上动脉壁的病理变化，就慢慢地变成粥样硬化了。动脉粥样硬化引发的原因有很多。首先，年龄的影响较大，虽然在一些年轻人身上也曾发现早期粥样硬化的病变，但本病还是以中老年人为主，因此年龄与动脉粥样硬化的发展关系密切；其次是性别，动脉粥样硬化的患者，男性多于女性，男女比例为2∶1，不过女性在更年期后，由于体内雌激素急剧减少，导致高密度脂蛋白下降，因此患动脉粥样硬化的数量会大幅度增加。到70岁时，男女患动脉粥样硬化的比例为1∶1。此外血脂和血压对动脉粥样硬化起着推波助澜的作用，当血脂出现异常，低密度脂蛋白增高，而高密度脂蛋白下降，必然会引起动脉粥样硬化。至于高血压，与动脉粥样硬化关系更为密切，冠状动脉粥样硬化的患者，有70％同时患有高血压，高血压患者动脉粥样硬化的机会是正常人的4倍。研究还表明，吸烟对动脉粥样硬化的形成所起的作用也令人恐惧。因为吸烟可使血管收缩、血压升高、血管壁含氧量不足、血脂异常及促使血小板黏附性增加，这些因素均能促使动脉血管粥样硬化。另外，过多摄入动物性脂肪以及锰等微量元素的摄入量减少也会引起动脉粥样硬化。

2. 动脉粥样硬化的分类

动脉粥样硬化可波及人体中的所有动脉，包括大、中、小动脉。根据病理变化，专家将动脉粥样硬化分成三种类型。

一是动脉粥样硬化。主要是由于血脂异常，血脂沉积于受损动脉壁内膜所致。动脉粥样硬化主要发生在大动脉、中动脉、冠状动脉及肾、脑、四肢等动脉。动脉粥样硬化的进展一般较缓慢，往往需要数十

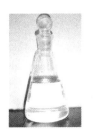

年才形成。但一旦形成，后果是十分严重的。冠状动脉粥样硬化，可导致心肌缺血，引发心绞痛，甚至心肌梗死；脑动脉粥样硬化，可造成脑供血不足，轻者会出现眩晕、头痛，重者可导致精神异常、痴呆、意识丧失、失语、偏瘫、出现脑萎缩症状；肾动脉粥样硬化，可引起顽固性高血压及肾衰竭，严重的还会引发尿毒症；下肢动脉粥样硬化，有可能引起间歇性跛行，严重的会出现肢端缺血性坏死。

二是动脉中层钙化。这种动脉硬化的发生一般与年龄有关，是动脉血管壁中层退行性病变和钙质沉着造成，患者绝大部分是老年人。动脉中层钙化的主要症状是血管变硬、弹性下降，一般血管没有变窄，因此对血液循环的影响不大，因此症状也不明显，对人的健康威胁不大。

三是小动脉硬化。小动脉硬化主要是由高血压病引起的弥漫性、增生性的病变，导致小动脉末梢管腔变窄，引起心、脑、肾等脏器缺血。

虽然动脉粥样硬化分成三种类型，但对人的健康构成威胁的主要是动脉粥样硬化。动脉粥样硬化犹如埋在人体血管中的"定时炸弹"，当血管由于硬化而破裂或阻塞，均会迅速置人于死地。因此，了解动脉粥样硬化的成因并及时加以预防及治疗，有助于提高人的寿命和生命质量。

3. 动脉粥样硬化的危害

动脉粥样硬化的危害是致命的，大致有两方面的后果。一是动脉粥样硬化之后，血管壁会硬化、变脆、失去弹性，当受损的动脉血管在高血压的压力下，一些特别脆弱的动脉部位，如脑部、眼底等特别容易因此而破裂、出血。二是动脉粥样硬化之后，血管壁内膜上的"垃圾"增多，血管壁变厚，管腔狭窄，形成血栓，导致血液通过困难。

动脉粥样硬化不仅会令人致残，严重影响生命质量，而且会致命，通常在令人猝不及防的情况下，使人一命呜呼。动脉粥样硬化引起的致命疾病大致有以下几种。

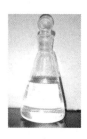

一是脑梗死。这是动脉粥样硬化最常见的疾病,由于动脉粥样硬化,造成脑动脉栓塞,大脑细胞无法得到血液的滋养,导致脑功能萎缩,使患者出现半身不遂、平衡感缺乏、麻痹、失忆、失语及感觉障碍等。

二是心肌梗死。这是动脉粥样硬化最为致命的后果,当冠状动脉发生粥样硬化及栓塞时,心肌所需的营养及氧气无法获得,导致心肌坏死。心肌坏死的范围大小,决定人的死亡与否。心肌梗死是十分可怕的,即使患者被抢救了过来,往后的复发率也是很高的。

冠状动脉如果没有被完全堵塞,那么心肌同样会出现缺血现象,不过这种缺血是一时障碍引起的,因此心肌不会梗死,便会发生绞痛。心绞痛虽然没有心肌梗死来得那么严重,但如果不及时治疗,会演变成心肌梗死。

三是阻塞性动脉粥样硬化症。这是一种后果也十分严重的动脉粥样硬化疾病。这种动脉粥样硬化主要发生的是足部,由于下肢血液循环发生障碍,患者的足部会出现冰冷感,步行或站立时会感到疼痛。当症状进一步发展,下肢的血流完全停滞时,就有可能导致坏疽,严重的还需截肢,造成终生残疾。

四是大动脉夹层。当大动脉发生粥样硬化时,在血压的压力下,血管的病损部分就引起膨胀,形成大动脉夹层。大动脉夹层犹如是埋在动脉中的定时炸弹,当大动脉夹层无法经受突如其来的血压升高时,就引起破裂,引起动脉大出血,直接导致死亡。

4. 动脉粥样硬化的逆转

尽管动脉粥样硬化后果十分严重,但令人不可思议的是,动脉粥样硬化是可以逆转的。有专家曾用猴子做过一个实验,首先让猴子长期进食高脂肪食物,不过 2 年的时间,接受实验的猴子全部患上严重的动脉粥样硬化和冠状动脉狭窄。随后,专家对已患上动脉粥样硬化的猴子改喂食低脂肪、低胆固醇的食物,并配合摄入调节血脂的药物,

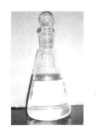

用了差不多2年的时间,结果惊奇地发现患动脉粥样硬化的猴子大部分的症状得到改善,动脉内膜形成的斑块不仅全部消失,而且血管恢复了原来的弹性,有的甚至完全恢复了健康。与此同时,多个国家的专家也展开了对患者的实验,同样也取得了可喜的结果,这一系列的实验显示,动脉粥样硬化的症状不仅可以缓解,而且还能从根本上得到逆转,让整个世界看到了希望。

一般认为动脉一旦粥样硬化后很难逆转,是什么原因产生这样的惊人效果呢?专家经反复研究认为,动脉粥样硬化的逆转,除了有运动疗法,食物疗法等综合因素外,最大的功臣就是神奇的高密度脂蛋白。由于高密度脂蛋白体积小,能轻而易举地穿透血管内膜,把黏附在血管壁夹层中的胆固醇"铲"下来,然后将其运载到肝脏去进行代谢,使这部分多余的胆固醇转化成胆汁酸或直接通过胆汁从肠道排出去。

随着研究的进一步深入,专家还发现,高密度脂蛋白还能消退脂质沉着及脂肪条纹,并且还能阻止低密度脂蛋白的聚集,使低密度脂蛋白避免遭受到巨噬细胞的吞噬,从而能有效地避免会引起动脉粥样硬化的泡沫细胞的产生。其次高密度脂蛋白是纤维蛋白的克星,能促进纤维蛋白的溶解,从而阻止纤维蛋白与血小板的缠绕,避免血栓的产生。因此,血液中高密度脂蛋白的含量的高低,是动脉血管是否粥样硬化的关键。

二、ω-3可以缓解动脉血管粥样硬化

动脉粥样硬化形成的因素有很多,如肥胖、糖尿病、高血压、高胆固醇血症、吸烟、饮食、精神紧张等,其中高血压、高胆固醇血症、吸烟被公认为三大主要的危险因素。要想预防及逆转动脉粥样硬化,控制血压增高、胆固醇含量增高及减少吸烟是必须做到的。在这些方面,ω-3有着得天独厚的功能。

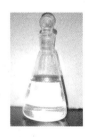

1. ω-3能缓解高血压引发的动脉粥样硬化

高血压之所以成为动脉粥样硬化的主要成因之一,原因十分简单,因为当动脉血管处于高压状态时,血液对血管壁的侧压力增加,特别容易引起动脉血管内膜损伤,形成细微的伤口,于是颗粒极为细小的低密度脂蛋白就会轻而易举地从血管内膜伤口渗入动脉血管壁中,并刺激平滑肌细胞增生。大量被氧化的低密度脂蛋白在巨噬细胞中聚积,巨噬细胞又可以摄取氧化后的低密度脂蛋白而成为泡沫细胞,从而加速了动脉粥样硬化的形成。氧化后的低密度脂蛋白还可吸收更多的单核细胞进入内皮下层,促使动脉粥样硬化加剧。临床资料表明,动脉粥样硬化患者60%～70%患有高血压,高血压患者患动脉粥样硬化是正常人的4倍。因此预防高血压的发生,能有效防止动脉粥样硬化的形成。

据资料记载,我国现有高血压患者1.3亿人,可以想象,如不能抑制高血压的发展,会有多少人演变为危险的动脉粥样硬化。成年人的正常血压应该在120/80毫米汞柱左右,如果超过了140/90毫米汞柱,那么则是高血压了,如果舒张压超过105毫米汞柱的话,出现冠状动脉粥样硬化的概率是正常人的2倍以上,发生心力衰竭的概率是正常人的4倍。一般来说,高血压是不可逆转的疾病,患者必须终生服用降压药物来控制。然而,近来科学家发现ω-3有着明显的降血压的功能,只要在血液中增加1%的ω-3,那么血压即可降低5毫米汞柱,如果每天服用3克ω-3,那么收缩压可降低5%,舒张压可降低3%,仅这一变化,专家认为美国就将有40%的高血压患者摘去"高血压"的帽子,从而大大降低人群中患动脉粥样硬化的比率。

那么ω-3是如何降血压的呢?原来ω-3进入人体后,会转化成一种叫"凝血恶烷A_3"的激素样的物质,这种物质具有保护动脉的功能,能有效地将血压降下来,从而减轻动脉血管的压力。而ω-6则恰恰相反,过多摄入后,会在人体中转化为"凝血恶烷A_2",这种激素样

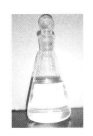

的物质则对血管具有较大的破坏力,它不仅会收缩血管,增加动脉的压力,而且还会加重心脏的负担,从而加剧了血压的升高。因此,减少ω-6的摄入,增加ω-3的摄入能有效降低因高血压引起的动脉粥样硬化的发生。

此外,ω-3进入人体后,会演变为代谢作用十分活跃的二十碳五烯酸和二十二碳六烯酸。这两种ω-3系的多不饱和脂肪酸与人体内的环氧化酶结合,生成前列腺素 E_3。前列腺素 E_3 是人体中公认的有益物质,它不仅能影响人的视觉、听力、协调能力以及情绪,而且还具有极强的降低血黏度,控制胆固醇和三酰甘油的水平,是动脉血管的"保护神"。因此,摄入 ω-3 既能缓解高血压的症状,又能减少动脉粥样硬化的危险。

2. ω-3 能缓解高胆固醇血症引发的动脉粥样硬化

血脂是指血浆中所含有的脂类物质,与动脉粥样硬化有关的血脂主要有胆固醇、低密度脂蛋白和三酰甘油。其中胆固醇对动脉粥样硬化的影响最大。世界卫生组织的一份调查报告显示,如果胆固醇总值下降10%,那么动脉粥样硬化的发病率将会下降34%。由此可见,要减少动脉粥样硬化的发生,控制血液中的胆固醇就显得格外重要了。其实胆固醇有好坏之分,不仅不能将其一网打尽,而且对好胆固醇高密度脂蛋白要加以保护,要控制的胆固醇则是坏胆固醇低密度脂蛋白。低密度脂蛋白的工作如同"搬运工",它们将肝脏和肠系膜中合成的胆固醇通过血液运送到人的全身组织中去,不过胆固醇含量过多的话,低密度脂蛋白会将多余的胆固醇放到血管壁等末梢组织上。这些黏附在血管壁上的胆固醇一旦发现动脉血管壁上出现微小的破损,它们便会从破损处钻到动脉血管壁的内膜中去,由于它个体特别微小,要通过动脉血管的破损处对于它们来说是轻而易举的。应该说低密度脂蛋白进入血管内膜还不是最坏的结果,问题是它会引来巨噬细胞,单核细胞及血小板的聚集。血小板等分泌的生长因子会促进血管

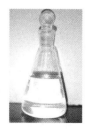

内皮增生,导致血管壁变厚,胆固醇则很容易加速在此沉积,使动脉内腔越来越窄,动脉血管壁越来越硬,血流越来越不畅,动脉血管粥样硬化就形成了。

要预防动脉粥样硬化的形成,很重要的一点就是要降低血液中的胆固醇含量,只有让血液中的胆固醇的含量降下来,那么就不会出现低密度脂蛋白将胆固醇送到动脉血管壁中去的现象,也会避免了动脉粥样硬化的形成。那么ω-3是用什么办法将高胆固醇血症降下来呢?原来,ω-3有一个很重要的功能,就是能提高血液中高密度脂蛋白的含量。它的工作是帮助人体将血液中的坏胆固醇提取、收集起来,并将它们运回肝脏中去,以免造成动脉粥样硬化。因此,血液中高密度脂蛋白越多,那么血液中胆固醇含量就会大幅度下降,从而达到正常的水平。当黏附在血管末梢上的胆固醇被清扫得干干净净,那么动脉粥样硬化发生概率将会大为降低。

大量的临床研究还表明,高密度脂蛋白不仅能消除动脉脂质沉着,而且还能阻止低密度脂蛋白聚集,促进纤维蛋白的溶解,从而有利于微小血栓的溶解。还有专家研究发现,高密度脂蛋白能显著抑制表皮因子诱导的血管平滑肌细胞增生,这一机制作用就是抗动脉粥样硬化。

3. ω-3能缓解血液黏稠引发的动脉粥样硬化

众所周知,血液中三酰甘油的含量高,那么就会造成血液黏稠、血小板容易凝集,从而形成血栓,并黏附在动脉血管的表面,导致动脉管壁变窄,动脉弹性降低,血液通过困难。弹性变差的动脉血管容易产生痉挛缩窄,变得又硬又脆,最后形成动脉粥样硬化。由此可见,血液黏稠的主因有两个,一是血液中三酰甘油过高,二是血小板过度聚集。然而,ω-3却有着惊人的降血脂和降血小板聚集的功能。当ω-3进入人体后,会转化为二十碳五烯酸及二十二碳六烯酸。这两种ω-3的衍生物最大的特点能与人体中的环氧化酶结合,产生出前列腺素

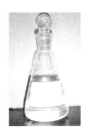

E_3。这种前列腺素,具有多种保护血管的功能,它能抑制血小板的聚集,从而有效地防止血液过于黏稠。此外 $\omega-3$ 还能抵制肝脏合成脂质,减少脂质对血液的压力,可明显降低血黏度。$\omega-3$ 还具有扩张冠状动脉的能力,从而可大大延缓动脉粥样硬化的进程。

4. $\omega-3$ 能缓解因吸烟造成的动脉粥样硬化

吸烟的危害众人皆知,但吸烟会导致动脉粥样硬化可能知者甚少。吸烟与动脉粥样硬化有什么内在关系呢?原来香烟中含有许多有害的化学物质,如每支香烟中含有 0.1~0.2 微克的金属镉,镉是有毒元素,可以导致血压升高、动脉血管内膜损伤。又如香烟中的尼古丁可促使神经末梢及肾上腺释放肾上腺素及去甲肾上腺素,这两种物质均可促使血管收缩,造成血流阻力增大、血流变缓,造成沉积,血管收缩会使皮内细胞的间隙扩大,给低密度脂蛋白进入血管壁提供了条件。而且尼古丁还可刺激血液中胆固醇和低密度脂蛋白浓度的升高,这些有害动脉血管的物质,由于颗粒十分微小,因而很容易钻进因镉导致的内膜损伤处,在血管壁中安营扎寨,招来巨噬细胞、单核细胞及血小板的集积,使动脉血管变厚、硬化。荷兰科学家的研究报告可以充分揭示吸烟与动脉粥样硬化的关系。研究人员在对 7 500 人的调查后发现,不吸烟的人尿液中几乎不含大颗粒的清蛋白,而吸烟者的尿液却都存在着这种不该出现的蛋白质,而且含量还相当高。虽然人的血管有一定的透析功能,不过只有水、盐及葡萄糖才能通过。如果较大颗粒的物质进入了尿液,说明血管壁已遭到了破坏,出现了伤口。研究报告还揭示,每天吸烟一包以上者,尿液中的清蛋白含量比非吸烟者高出 9 倍,即使每天吸少于一包烟的人,尿液中的清蛋白含量也比非吸烟者高出 2.4 倍。由此可见,吸烟对动脉血管的破坏作用。动脉血管遭到破坏,低密度脂蛋白就会钻进去,而将低密度脂蛋白视为异物入侵者的巨噬细胞会赶来,将它们包围起来吞食,那些残骸会形成泡沫细胞。动脉血管遭到破坏后,血小板也会聚集到破损处进行修

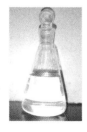

补,于是各种物质在伤口处堆积、缠绕,促使血管变窄,发生粥样硬化。

此外吸烟者血液中的一氧化碳含量升高,导致碳氧血红蛋白可高达10%~15%,因此造成了红细胞携氧能力下降。人体各组织得不到氧的充分供应,为了缓解这一矛盾,机体迫使骨髓产生更多的红细胞弥补不足。但是血液中红细胞并不是越多越好,红细胞一多,就会使血黏度增加。其次,香烟中的化学物质还会刺激肾上腺分泌,肾上腺的分泌物会促使血小板凝集,血小板过于凝集也会造成血黏度增高。大家知道,血液过于黏稠也是导致动脉粥样硬化的主要原因之一。

虽然香烟对人的动脉血管造成的危害极大,但是只要认真对待,同样可以使这种损害降到最低。吸烟者首先要戒烟,其次要摄入充足的ω-3。因为ω-3具有修复上皮细胞、降低低密度脂蛋白含量、降解血小板的粘稠度的能力,这些对动脉血管行之有效的功效,完全能缓解甚至逆转吸烟造成的动脉粥样硬化。

第三节 ω-3的溶解脑血栓功能

大脑是人体中结构最复杂、最为精密的器官,由140亿个神经细胞组成,担负着感觉外部世界、控制各种生命活动和指导人体有关行动的职责。人体的所有生理活动均受大脑指挥,当人的眼、耳、鼻、嘴、皮肤、血管及肌肉等组织内的感觉器官受到内外环境的刺激后,会通过神经系统传输到大脑,然后经大脑的处理,向各器官下达指令,使人开口说话、张口吃饭及控制自己的行为情感和产生记忆。因而将大脑视为人体最高的司令部是恰如其分的。不过大脑的热量消耗和氧的需求量是十分惊人的,虽然脑细胞的全部重量仅占人体体重的2%左右,而氧的消耗量却占到全部的25%左右,葡萄糖的消耗量占到全部的20%。但是脑细胞有一个致命的弱点,那就是它既不能制造,也不能储存任何的营养物质。大脑细胞所需的那么多的营养物质,全靠血液一刻不停地输送。一旦营养物质的输送线发生故障或造成栓塞,后

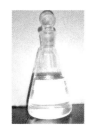

果是十分严重的,轻的会出现指挥失灵,重则会出现意识消失,甚至在短短几分钟内死亡。

目前脑血管疾病已严重地威胁着人们的生命,因脑血管疾病引起的致死、致残患者比比皆是。应该说,如能有效抑制脑血管疾病的发生,那么不仅可以大大延长人的生命,而且还可以大大提高生命的质量。

脑血管疾病的发生,实际上与人类平时的饮食习惯,特别是错误的脂肪摄入有着密不可分的关系。如果人们在脂肪摄入时稍作一些改进,科学地摄入脂肪,那么用不着借助药物的功能,人的寿命也将会有较大幅度的延长。

一、脑血管病知多少

令人恐惧的脑血管病,根据其患病部位和病理过程不同,大致可以分为六种。无论哪一种脑血管疾病均会对生命构成巨大的威胁,如果能掌握这些脑血管病的发病原因和特点,有针对性地加以预防,那么人们完全有可能远离这些可怕的疾病。

1. 脑梗死

在六大脑血管疾病中,要数脑梗死最为常见,发病率也最高。脑梗死主要是由于各种原因导致脑动脉血管闭塞或堵塞引起的部分脑组织血流减少和中断,从而发生脑组织软化和坏死。脑梗死通常在人不知不觉中发病,进展一般比较缓慢,患者往往在大脑缺血、缺氧的环境中慢慢地出现半侧肢体活动障碍,但神志清楚,思维正常。不过此时如不能及时得到正确的治疗,脑组织的缺血、缺氧的问题得不到缓解,会使脑组织软化、坏死,致使人出现瘫痪、失语、感觉障碍及意识障碍,因此脑梗死的致残率十分高,好多患者往往尚在中年,其他器官尚还没有衰老的迹象,但却因脑梗死而致残,余生只得与病榻、轮椅打交

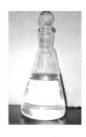

道,不能不说是一种悲剧。

2.腔隙性脑梗死

如果说脑梗死是粥样硬化侵犯较大和中等动脉结果的话,那么腔隙性脑梗死则是粥样硬化侵犯微小动脉的结果。腔隙性脑梗死的主要特点是,病灶多而小,往往病变部位有几个,甚至十数个,病灶一般在0.5~2毫米,最大的不会超过20毫米。腔隙性脑梗死通常症状不太明显,主要是记忆力下降,注意力不够集中,或出现短暂性脑缺血发作。由于腔隙性脑梗死症状不明显,即使发病了,患者也很难感觉到,因此极易导致病情的渐渐发展。如果脑深部的小动脉阻塞并多次反复发作,那么病情会呈阶梯式的递进,脑细胞缺氧、缺血的程度不断加深,从而导致智力进行性衰退,发展到最后会形成脑血管病性痴呆。

3.小卒中

小卒中,又称为短暂性脑缺血。小卒中来得很快,一般从无病到出现感觉得到的症状往往不会超过5分钟,每次发病的持续时间从几分钟至几十分钟,最长的不会超过24小时。因此,小卒中的特点就是一过性、缺血性、局灶性脑功能障碍。小卒中的发作频率因人而异,有的仅1次或2次,高的可反复发作数十次。

小卒中的形成,主要是血液黏稠、血流不畅,导致微栓子堵塞血管而致。不过当微栓子脱落及栓子因血管扩张而移向远端时,这种一过程的脑缺血可得到缓解。当脑细胞获得氧和营养物质的供应后,这种局部性缺血将会得到改善,患者的症状便会大为改善。

小卒中以大脑中动脉支配区短暂性脑缺血发作最为常见,患者的症状主要以一侧肢体无力、活动受阻、麻木为主,也会出现言语不清、视力模糊、构音困难、吞咽障碍等症状。

小卒中在脑血管疾病中虽然属较轻的一种,但如果不及时治疗,任病情反复发作,那么疾病的程度会加剧,后果同样是严重的。

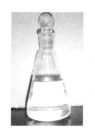

4. 脑出血

脑出血,又称脑溢血,是六种脑血管疾病中来势最为凶险、致死率和致残率均最高的脑血管疾病。脑溢血即大脑内的血管破裂,血液从血管中溢出。当血液从血管中溢出后,形成占位性和压迫性的脑血肿。脑血肿由于侵占了大脑组织的空间,因而会引起颅内压增高和脑水肿。脑溢血之所以最为凶险,一是发病急;二是来势猛;三是侵害者大都为中年人;四是病死率和致残率高。脑溢血的主要症状有:剧烈头痛、频频呕吐、语言不清、昏睡昏迷、半身不遂、大小便失禁。

脑溢血在我国是一种常见病,据流行病学调查,我国每年每 10 万人中约有 24 人首次发生脑溢血,也就是说每年我国有 300 万人患致命的脑溢血。由此可见,脑溢血的威胁之大。

5. 蛛网膜下隙出血

人的大脑结构极为复杂,光脑组织的表面就有三层组织,即硬脑膜、蛛网膜和软脑膜。其中处于硬、软脑膜中间的是一层薄如蝉翼的蛛网膜,蛛网膜由于膜内遍布密如蛛网的血管而得名。在蛛网膜和软脑膜之间,有一层间隙,称为蛛网膜下隙。如果脑血管破裂出血后,血液就会流入蛛网膜下隙,形成血块,压迫软脑膜,从而形成脑血管疾病中的蛛网膜下隙出血。

蛛网膜下隙出血的后果同样是严重的,患者会出现突发性的剧烈头痛、呕吐、意识障碍、抽搐、偏瘫及脑神经功能障碍。

6. 脑栓塞

脑栓塞也是脑血管疾病中的常见病,约占脑血管疾病的 1/5。脑栓塞并非是脑血管病理性变化的结果,而是脑外动脉中的血栓脱落后,被血液带入脑部血管所致。

脑栓塞发病往往十分突然,患者在一分钟前还好好的,但是却会

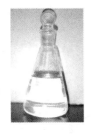

毫无征兆地突然出现眼斜嘴歪、半身不遂、肢体功能障碍、语言含糊不清、口流涎水、昏迷不醒。症状通常在数小时或三四天后达到高峰。不过急性期过后，有相当一部分患者有可能得到康复，但是会留下后遗症。脑栓塞是一种复发率很高的脑血管疾病，大约有50％患者在康复后会再次复发。

二、脑血管疾病的六大诱因

尽管脑血管病的诱因有许多，但概括起来主要的有六种，高血压、糖尿病、冠心病、血脂异常、吸烟及精神紧张。

1. 高血压是脑血管疾病的第一诱因

据流行病学统计，几乎脑血管病患者均患有高血压，而高血压患者发生脑血管疾病的概率是正常人的2～4倍。高血压之所以成为脑血管病的主要诱因，原因是动脉血管壁需要承受高于正常水平的压力，容易引起动脉血管内膜的损伤，而当血小板在修复受损的内膜时，会留下凹凸不平的瘢痕，多种不利因素叠加在一起，就形成了令人头痛的动脉粥样硬化。动脉血管一旦硬化，不仅失去了弹性，而且还会导致血栓的发生，使部分脑细胞出现缺血、缺氧，从而促使脑血管病的发生。

据专家研究，预防高血压的发生，可以大大降低脑血管疾病的发生。即便是高血压病患者，如果能将血压控制在正常范围内，仍有可能将脑血管疾病的发病率下降40％以上。由此可见，只要控制高血压的发生，将会大大降低可怕的脑血管疾病的发生。

2. 糖尿病是脑血管病不可忽视的诱因

可能有人对糖尿病被列为脑血管病的第二大诱因不大理解。原因也很简单，因为糖尿病是人体无法控制自身血糖的平衡而导致的代

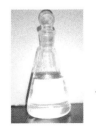

谢性疾病，与脑血管疾病似乎没有什么关系。糖尿病真的与脑血管病没有内在关系吗？回答显然是否定的，两者之间不仅有关系，而且关系十分密切。原来，血糖过高会损伤动脉血管壁，受损的动脉血管壁为被氧化的脂质沉积提供了理想的环境，于是引来巨噬细胞、单核细胞和血小板。结果这些物质互相缠绕，导致血管变窄，造成局部血液循环障碍，血液循环障碍又反过来损害血管，特别是小血管，从而造成恶性循环。当这种障碍发生在大脑血管中，就不可避免地出现脑血管病。此外，糖尿病还会加速动脉粥样硬化，而动脉粥样硬化则是脑血管病的发病基础。

3. 高胆固醇血症会诱发脑血管病

胆固醇是人体生理活动的一种重要物质，人的细胞膜就是由胆固醇参与组建的。但是人体从理论上来说是不会缺乏胆固醇的，因为胆固醇不仅可以从植物中摄取，也可以由人体自行合成。因此，如果食物摄入不科学，很容易使人体中胆固醇过剩。正常情况下，胆固醇与脂蛋白结合后被运送到人体各组织的细胞中去，作为组织细胞代谢之用。但是如果胆固醇过剩，组织细胞消耗不了，便会滞留在血液中与低密度脂蛋白结合，并黏附在动脉血管壁上，再加上血小板的聚集，使局部形成血凝块。当血块脱落，被血液送入脑血管中时，造成脑内动脉栓塞，引发脑血管疾病。

4. 心脏病也会诱发脑血管病

也许有人会感到不可思议，心脏病怎么也会引发脑血管病呢？原因很简单：因为人的心脏内膜常常由于高血压、心内膜炎、风湿性瓣膜炎、高胆固醇而出现损伤，造成异物在心内膜沉积，最后形成血凝块。这些血凝块在正常情况下，不太会脱落。但是，心脏一旦出现不规律的节奏跳动，特别是心房颤动时，心脏内膜上的血凝块极有可能脱落。脱落的血凝块如流入大脑，就会引发脑血管病。

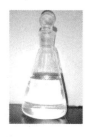

5. 吸烟也是脑血管病的主要诱因

吸烟的危害之大,莫过于对脑血管的破坏。据临床统计,吸烟会使血管收缩、血压升高、纤维蛋白含量增高、血管壁含氧量不足、血脂异常及促使血小板黏附性增加,这些不利因素均会造成动脉血管粥样硬化。因此,吸烟者特别容易发生脑血管病。据流行病学调查,如果吸烟者同时又是高血压患者,那么患脑血管疾病的概率将大为增加,发生中风的可能性比正常血压的吸烟者高5倍,比正常血压且不吸烟者高20倍。有研究证明,吸烟者戒烟后,卒中的危险会有明显的下降。

6. 精神紧张会引起脑血管病

人在危机面前的本能反应称为应激反应,也是通常所说的精神紧张。难道精神紧张也会导致脑血管病? 一点也不错,因为人在精神紧张时,血压会升高,代谢会加快,对人体有害的过氧化物质也会增加。这一系列应激反应所出现的现象,均是引发脑血管病的病理机制。专家作过长期的研究后发现,长期处于紧张状态的人,比正常人患脑血管病的概率增加1倍。由此可见,精神紧张也会引起脑血管病。

三、ω-3可减缓脑疾病的发生

脑血管病虽然有的看似来势凶猛,给人一种突然降临的感觉。其实,脑血管病的形成有一个漫长的、患者平时无法感觉到的过程,一种脑血管病的形成往往可能会历经几年,甚至几十年。

以往不到45岁的人得脑血管病极为罕见,而现在40岁左右的人患脑血管病却十分普遍。脑血管病患者年轻化,给人们敲响了警钟,如果不采取措施控制这种致命疾病的发生,那么将大大影响人的生命和生命质量。

要预防脑血管病的发生,应该对自己的食物摄入来一次比较大的

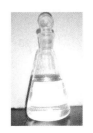

调整。因为现代的高脂、高糖、高盐的摄入是引发高血压、冠心病、糖尿病、肥胖病、血脂异常等脑血管病的主要原因。特别是坏脂肪的过多摄入，ω-3在饮食中的含量微乎其微，这是导致脑血管源头疾病的最根本的原因。科学家在研究中发现，ω-3和ω-6虽然同属于人体不可缺少的多不饱和脂肪酸，但两者在人体中的作用却截然不同，ω-6如果摄入过多，会与人体中的饱和酶和碳链延长酶结合，演变成花生四烯酸，花生四烯酸是一种前炎性物质，它会与人体中的环氧化合酶结合形成前列腺素 E_2（$PG\ E_2$），与脂肪氧合酶结合产生白细胞三烯 B_4（$LT\ B_4$）。$PG\ E_2$ 和 $LT\ B_4$ 均是致炎因子，会引发动脉血管炎症，继而导致动脉粥样硬化、冠心病、糖尿病、高血压和血脂异常的发生，最后引发脑血管病。ω-3的作用却与ω-6的过多摄入相反，当它进入人体后，会与ω-6竞争饱和酶及碳链延长酶的结合，生成 EPA 和 DHA，使花生四烯酸合成受阻。由于 EPA 可以轻而易举地争夺到与环氧化合酶和脂肪氧合酶的结合，不仅阻止了致炎因子 $PG\ E_2$ 和 $LT\ B_4$ 的产生，而且还会产生前列腺素 E_3（$PG\ E_3$）和白细胞三烯 B_5（$LT\ B_5$）。$PG\ E_3$ 和 $LT\ B_5$ 是强烈的抑制炎症因子，能成功地抵制高血压、糖尿病、心脏病、血脂异常等促使脑血管病的源头疾病。

国际权威的专家经长期研究认为，ω-3与ω-6的摄入比例至少应该为1：4，也就是说每个人每天摄入的不饱和脂肪中，ω-3占1份，ω-6占4份，这样才能形成一种和谐的平衡，将会大大减少脑血管疾病和心脏病、糖尿病、高血压的发生。

然而，人们现在所使用的植物油中，ω-3的含量微乎其微，而ω-6的含量普遍畸高，两者的比例一般为1：20，有的达到1：40，有的甚至高达1：120。ω-3和ω-6两者如此悬殊的比例，对于现代人来说无疑是慢性自杀，这也是心脑血管疾病之所以跃居为人类第一"杀手"的原因。

要预防和减少脑血管病的发生，首先得从脂肪的摄入着手，不仅要选对摄入的脂肪，而且要正确地平衡ω-3和ω-6的摄入比例。只有这样,各种致命的心脑血管病才会不再滋扰人类,人类不仅可以延年益寿,而且生命质量也将大为提高。

脑血管病的预防,除了要吃对脂肪之外,还要减少盐的摄入、绝对禁烟、不酗酒、稳定情绪和动静结合。

第四节 ω-3的抗慢性炎症功能

人们往往认为,受伤之后皮肤发生肿胀、喉咙红肿引起的疼痛、胃肠不适出现的呕吐、腹泻是炎症。其实炎症的范围要比以上的那些症状宽泛得多,以上的那些炎症通常是人体某个器官被病原体感染的情况下所引发的炎症,当机体修复受损组织后,或病原体被击退后,这些炎症的症状便会立即消失。但是另一种炎症,即慢性炎症,它的来势可以说是悄然无声的,进展也是非常缓慢的,在患者毫不知觉的情况下在机体中潜伏下来,慢慢地演变成各种疾病。

医学界最新研究表明,慢性炎症在人体中的持续存在,它会不断吞食和损伤人的正常的神经细胞、组织及血管,导致相关的器官发生病变,因此,慢性炎症被视为百病之源。研究还表明,慢性炎症的形成,与人们长期摄入植物油有关。因为人体中对立地存在着炎症和抗炎症激素,通常这两种激素处于较平衡的状态,因而人的健康状态也较好。然而这种平衡一旦被打破,炎症激素占据上风的话,慢性炎症就会慢慢地在机体中滋长、发展,最后形成致命的疾病。而打破这种激素平衡的竟是人们平时十分信赖的植物油。权威的专家指出,如能及时调整植物用油,减少ω-6的摄入,增加摄入能抑制炎症激素形成的ω-3,那么远离慢性炎症、远离致命疾病并非仅仅是一种美好的愿望。

一、慢性炎症的由来

炎症其实是机体的一种保护性的反应,当细菌和病毒等病源体入

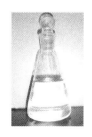

侵人体时,机体中的免疫系统便会自动开启,释放出大量的巨噬细胞、T 淋巴细胞、单核细胞等各种免疫细胞,对来犯的病原体进行围歼,这样才能确保机体安然无恙。

根据临床上的症状,炎症可分成急性炎症和慢性炎症两种。急性炎症是免疫细胞释放活性氧攻击病原体的剧烈反应,因此急性炎症会出现红肿、发热、疼痛的感觉。假如人体某一部位出现以上的症状时,那么就意味着炎症发生了。

机体中的炎症机制好比是一辆汽车,汽车依靠刹车和油门来控制速度。而炎症则由炎症性二十酸和抗炎症性二十酸来控制。炎症性二十酸好比是汽车的油门,如果机体中炎症性二十酸过多,那么炎症的反应便会十分强烈。抗炎症二十酸则好比是汽车的刹车,它控制着炎症的进程。在正常情况下,人体内的炎性二十酸和抗炎性二十酸是相对平衡的,当急性炎症被抑制住之后,抗炎性二十酸及时踩下了"刹车",机体中就不会出现慢性炎症。

然而,在大多数的情况下,当病原体被击退,急性炎症反应平复后,炎的进程并没有马上停止,免疫细胞释放出的活状氧并没有停止攻击,但它们的攻击对象已换成了机体中的蛋白质,细胞膜上的脂质及 DNA 基因。机体中的这些物质在活性氧的攻击下,慢慢地被氧化,并以一种十分轻微的态势长期持续下去,最后发展成慢性炎症。

由此可见,炎症性二十酸是推进整个炎症进程的加速器,它可以提高血管的通透性,并将称之为炎症性细胞的巨噬细胞和中性粒细胞以最快的速度送达战场。此外,炎症性二十酸还可以促使免疫系统细胞释放炎症物质,从而加剧了炎症的发生力度,迅速攻击病原体以及受病原体所侵害的组织。另一方面,相当于汽车刹车装置的抗炎症性二十酸则承担起了受侵害组织修复和再生的功能。如果这两种功能迥然的二十酸在人体内保持一定的平衡,那么炎症的攻击力就会大为下降,慢性炎症发生的可能就微乎其微了。反之,这种平衡被打破后,慢性疾病就会即刻产生。

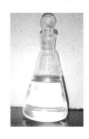

二、慢性炎症的危害

大家可能已有所了解,当炎症将病原体击退之后,炎症性二十酸的释放必须完全中止,否则轻微程度的炎症还会不断地产生,最后发展成慢性炎症。此刻,慢性炎症的攻击对象已不是病原体,而是人体的正常组织、细胞、血管。当人体中的这些组织长期处于炎症的状态下时,就会向疾病转化,有的还会导致致命疾病的发生。

1. 心脏病是慢性炎症引发的结果

医学专家普遍认为冠心病的产生是胆固醇增高之故。确实,高胆固醇血脂会增加动脉血管上异物的沉积,使血管变窄、变硬,造成心脏动脉血管堵塞,致使前端心肌组织坏死,最后引发动脉粥样硬化及心肌梗死。但是,在临床上发现,有50%的心肌梗死患者的胆固醇水平并不高,由此可见,高胆固醇水平并非是引发心肌梗死的主要原因,那么真正的原因是什么呢?国际上最新的权威研究揭开了这个谜底,慢性炎症是引发动脉粥样硬化及冠心病的元凶,因为当急性炎症被平息后,患者所摄入植物油中的ω-6含量如果居高不下的话,就会形成能致炎的炎症性二十酸。如果炎症性二十酸对动脉血管发起攻击的话,会损伤动脉的内膜。于是游动在血液中的血小板等会向受损处聚集修复受损血管,血小板的反复凝集后就会形成粥样斑块。而藏身于斑块中的炎症性二十酸,会在斑块内部引发炎症,并致使斑块发生破裂。结果又会引来能粘合伤口的胶原物质及能修复破损血管的血小板,形成血栓。当血栓堵塞冠状动脉血管之后,心肌缺血、心肌梗死就不可避免地发生了。因此,最新的研究成果明确地指出,心脏病的发生归根结底的诱因是慢性炎症。

2. 糖尿病是慢性炎症引发的结果

在几十年前,糖尿病还属十分罕见的疾病,而如今糖尿病犹如决

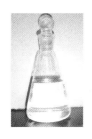

堤的洪水,在全球四处泛滥。根据以往的理论,约占糖尿病总数90%以上的2型糖尿病是胰岛素抵抗的结果,因为机体为了降低过高的血糖值,就会迫使胰脏持续不断地分泌胰岛素。胰脏如果长期超负荷地工作,也会消极怠工,致使胰岛素分泌变得艰难起来。一旦胰岛素的分泌出现困难,那么血液中的葡萄糖就无法进入细胞,致使血糖居高不下,最后导致糖尿病的形成。那么胰岛素抵抗是如何形成的呢?最新研究认为,胰岛素抵抗始于血管内皮细胞处的慢性炎症。当内皮细胞因慢性炎症而导致功能发生障碍时,血液中的胰岛素就会透过内皮细胞并无法与细胞表面的受体发生结合,使葡萄糖进入细胞的通道受阻,形成高血糖。长期居高不下的高血糖,一般经过8年时间的演变会形成2型的糖尿病。为此,美国路易斯安那州立大学的拜通·拉巫吉教授做过一项长达12周的试验,在12名40~70岁的具有胰岛素抵抗的肥胖者的早餐中加入了属于ω-3系脂肪酸的DHA(二十二碳六烯酸),结果有70%的患者体内的胰岛素抵抗有了显著的改善。显然,DHA的摄入增加了抗炎症性二十酸的形成,使血管上的慢性炎症得到了抑制,使胰岛素得以与细胞表面的受体结合,血糖得以顺利地进入细胞,从根本上降低了居高不下的血糖。因此,专家得出结论,要想阻止糖尿病的发生和发展,最佳的方法就是大量摄入ω-3(亚麻酸)和ω-9(橄榄油),尽可能降低ω-6的摄入。

3. 老年痴呆是慢性炎症引发的结果

发现老年痴呆与慢性炎症的因果关系是美国的专家,他们曾对美国波士顿郊外的弗莱明戈姆地区的居民展开长期调查。调查结果发现,血液中ω-3含量偏低的人,罹患老年痴呆的概率要比ω-3含量正常的人高出数倍。专家还发现老年痴呆患者大脑中有一种含量很高的"白细胞介素-IB"前炎性物质。而当服用了抗炎药物之后,患者的症状均有不同程度的改善,证实了老年痴呆是一种由慢性炎症引发的疾病。专家认为,老年痴呆是可以预防的,关键是要防止慢性炎症

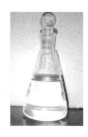

的发生,而要防止慢性炎症的发生,最有效的办法就是每天摄入足量的 ω-3,减少 ω-6 的摄入,因为 ω-3 能阻止慢性炎症的发生。

4. 癌症是慢性炎症引发的结果

美国有一家癌症研究机构曾做过一项实验,对一组移植了癌变组织的动物喂以大量的、能够加剧炎症发生的 ω-6,结果癌症死亡率迅速升高,实验动物在短期内接二连三地死去。而另一组移植了癌变组织的动物则喂食富含 ω-3 的食物,结果奇迹出现了,被移植的癌变组织不仅迅速地缩小,而且寿命也明显得以延长。专家在人群中的试验也得出了相同的结论,凡服抗炎药物次数越多的人,患癌症的概率就越小。由此可见,癌症是由慢性炎症演变过来的一种致命的疾病。

慢性炎症是如何演变成癌症的呢? 原来,当慢性炎症攻击 DNA 时,DNA 会遭到破坏,会引起基因的突变,人体内的正常细胞会突变成癌细胞。据研究,慢性炎症患者的体内每天会产生许多癌细胞,不过这些癌细胞并不代表着癌肿,因为人体内的免疫系统会将癌细胞"绳之于法"。癌细胞要发展成为肿瘤首先患者体内的免疫系统出了问题,因此绝大部分慢性炎症患者是不会癌变的。

不过要预防癌症的发生,应该从癌症发生的源头抓起,减少慢性炎症的发生。而要减少慢性炎症发生最有效的办法就是减少摄入 ω-6 含量高的植物油,改食用含 ω-3 和 ω-9 的植物油脂。

三、抗炎"英雄"—— ω-3

大家知道,人体出现发红、灼烧、疼痛及肿胀,这些都是炎性反应的症状。一般炎症反应是指细菌感染部位附近的免疫细胞释放出一种叫做组胺的物质,组胺的功能是松弛小血管,增加流向感染部位的血流量。当血管扩张时,它们的渗透性就加强了。于是血液中的白细胞被允许透过血管壁,进入感染区域。这些进入感染区域的白细胞会

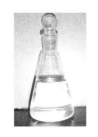

不断地吞噬细菌,直至自己被胀爆。当细菌被源源不断赶来的白细胞征服后,人体中的炎症也就消除了。可是,白细胞完成任务之后,却仍然沉浸在征服细菌的兴奋之中,后续部队依然源源不断地赶到原炎症的部位,从而造成慢性炎症的发生。

那么多的白细胞在完成任务之后仍汹涌而来,关键是它得到了白细胞三烯 B_4(LT B_4)的支援。换言之,如果没有那么多的白细胞三烯 B_4,就不会出现慢性炎症了。白细胞三烯 B_4 生成的关键物质是致炎因子——花生四烯酸,而花生四烯酸则是 ω-6 与人体中某些酶的代谢产物。也就是说,ω-6 是致炎症性物质,摄入 ω-6 越多,那么产生慢性炎症的概率也越高。

如果说 ω-6 的过量摄入促进炎症性二十酸释放,导致慢性炎症发生的话,那么 ω-3 的功能则与 ω-6 完全相反。ω-3 进入人体后,会演变成EPA。EPA有着近似阿司匹林及其他非类固醇药物的功能,会与人体中的某些酶合成能阻止慢性炎症发生的白细胞三烯 B_5 和前列腺素 E_3。当人体中的白细胞三烯 B_5 和前列腺素 E_3 占上风时,白细胞三烯 B_4 和前列腺素 E_2 的合成便会受阻。人体中当致炎物质大大降低,而抑制炎症的物质又大为增加时,人体会处于一种平衡状态,很少会有炎症发生,更谈不上发生慢性炎症了。因而,在医学上,专家称 ω-6 是致炎性物质,ω-3 则是名副其实的"抗炎英雄"。

1. ω-3可大为改善风湿性关节炎的症状

风湿性关节炎是一种典型的慢性炎性疾病。风湿性关节炎是十分折磨人的,它可伤及人体的结缔组织和骨骼,尤其对关节的危害更大。风湿性关节炎的症状往往是全身性的,患者通常全身疲乏、关节酸痛、手指关节僵硬、肌肉萎缩,最后形成关节强直、变形。风湿性关节炎的特效药物是非类固醇类的消炎药,但长期服用这类药物会带来严重的不良反应,如造成胃溃疡等疾病。然而,专家认为风湿性关节炎既然是一种慢性炎症反应,如果像类固醇药物一样能切断致炎因

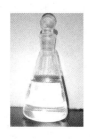

子——花生四烯酸的通路,减缓炎症性物质的合成,会不会有效果呢?大量的临床试验令人欢欣鼓舞,当医生为患者制定减少 ω - 6 的摄入,大量补充 ω - 3 的方案后,结果正像专家预料的那样,患者的症状普遍减轻,效果比使用药物治疗还好,而且还没有不良反应。目前,世界上不少国家已将补充 ω - 3 的摄入用于风湿性关节炎的辅助治疗,前景十分喜人。

2. ω - 3 对克罗恩病有着意想不到的效果

克罗恩病,又称阶段性回肠病、局限性肠炎,是一种发病原因尚不明确,治疗手段十分缺乏的难缠疾病。克罗恩病通常出现在 20～40 岁的人群中,病变主要涉及回肠末端、结肠、回肠近端、空肠等处。克罗恩病的症状主要有腹痛(绞痛、触痛)、体重明显减轻、身体无力、精神沮丧、恶心、发热、出血、腹泻等。克罗恩病到目前为止还没有特殊的治疗方法,主要服用抗菌药物、激素以及免疫抑制药,严重的只能作部分肠切除,但手术的复发率非常高。

克罗恩病以突然发作并且间隔复发为特点,是一种非常难缠,又令人十分痛苦的疾病。专家认为,克罗恩病归根结底属慢性炎症,既然 ω - 3 有着那么好的抑制炎症的功能,自然对克罗恩病也会有一定的效果。美国专家率先将 ω - 3 用于克罗恩病的辅助治疗,他们让处于克罗恩病间歇期但复发可能性很高的患者服用高浓度的 ω - 3 补充剂,并停止服用一切药物。一年后结果出来了,有 69％ 的患者在间歇期没发作,而且病灶有了明显的萎缩,有的甚至消失。其余的患者病情基本稳定,没有发展。这一试验结果,对于克罗恩病患者来说无疑是一个福音。

3. ω - 3 能缓解溃疡性结肠炎的症状

溃疡性结肠炎似乎与克罗恩病有些类似,其实它们是两种截然不同的疾病。溃疡性结肠炎是一种十分明确的慢性炎症,如不及时治疗

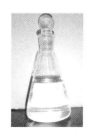

极有可能造成肠穿孔，引起整个腹腔感染，甚至死亡。同时溃疡性结肠炎也是一种十分痛苦的疾病，患者往往一日大便数次，甚至数十次。溃疡性结肠炎还有癌变的可能。

溃疡性结肠炎的治疗主要是休息、营养加上药物治疗，主要药物有柳氮磺胺吡啶（SASP）、激素、抗生素、硫唑嘌呤等，但疗效并不理想。

针对溃疡性结肠炎是慢性炎症的特征，美国圣路易斯医院率先尝试用抑制炎症相当有效的ω-3进行治疗。他们让两组活跃的溃疡性结肠炎患者分别服用ω-3补充剂或安慰剂。结果令人十分兴奋，服用ω-3的那组患者尽管类固醇药物的用量减少了一半，但溃疡症状明显好转。而服用安慰剂的那组患者，虽然类固醇药物用量增加了，但不少患者的病情不仅没有好转，反而加重了。由此可见，ω-3对抑制炎症发展，治疗溃疡结肠炎有着明显的效果。

4. ω-3可减轻IgA肾病的痛苦

IgA肾病，对大多数人来说是比较陌生的，但是，它却是一个发病率不低，而且还会危及到人生命的一种肾病。

IgA肾病是原发性肾小球疾病，是体内免疫球蛋白IgA聚集增多，随着血流沉积在肾小球系膜区而发病的。IgA肾病主要表现为反复间歇发作血尿，少数也可表现为肾病综合征或急进性肾炎。

IgA肾病通常在40岁之后发病，有高血压的人特别容易患IgA肾病。IgA肾病对人的生命威胁很大，通常在被确诊5年之后，会有20%～40%的患者死亡。目前，对IgA肾病尚未有特殊有效的治疗方法，主要是用固醇类药物、抗凝血剂、抗血小球药物在内的药物治疗，但是疗效均不理想。

美国梅奥肾病诊疗中心的专家在药物治疗IgA肾病不够理想的情况下，利用ω-3所具有的特殊的抗凝血功效，对60名IgA肾病患者进行辅助治疗，结果令人喜出望外。因为服用高浓度ω-3补充剂

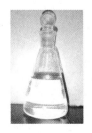

的那组 IgA 肾病患者,在 4 年后只有10％的患者死亡或恶化为晚期肾病,其余的患者都有不同程度的好转。而另一组参与试验的 60 名患者,只服用安慰剂。但 4 年后,患者的死亡率及恶化率却高达40％。

ω-3之所以对 IgA 肾病有如此的疗效,这是与它所具有的抗炎症功能分不开的。因为 IgA 本身是一种炎症,ω-3 能演化成为 EPA,EPA则能抑制炎症的发展。此外,ω-3 还具有抗血小板凝集的功能,当IgA 肾病患者服用 ω-3 之后,血黏度大幅度下降,使通过肾脏的血流量增加,从而减少了肾脏中血管的栓塞,使免疫球蛋白不易在肾小球中沉积下来,从而缓解了症状,使病情得到改善。

5. ω-3可阻止齿龈炎的发生

齿龈炎是被世界卫生组织列为人类第三大重点防治的疾病之一,它的症状主要有红肿、出血、齿龈与牙齿分离。如果炎症扩大,就会发展成牙周炎,有可能让人失去整副牙齿。

齿龈炎在民间认为是虫牙所致,其实它是一种慢性炎症反应。鉴于ω-3 对任何炎症均有很强的预防和减缓作用,法国的研究人员在齿龈炎的预防上也作了一次非同寻常的试验。研究人员将 37 名健康的志愿者分成两组,一组志愿者服用其他安慰剂,另一组志愿者则服用高浓度ω-3 补充剂。开始时要求两个小组的志愿者均进行为期两周的深度口腔清洁工作。三个星期之后,让他们停止刷牙,使他们的牙齿处于一种齿龈炎前的环境中。结果服用 ω-3 补充剂的那组志愿者没有出现齿龈炎,而服用安慰剂的那组则全部出现了齿龈炎。实验结果表明,平时摄入足量的 ω-3 脂肪酸,可以有效地预防齿龈炎等牙齿疾病的发生。

6. ω-3对痛经疗效明显

不少女性有痛经的经历,每当月经来潮前或来潮期间,会出现下腹疼痛、腰痛,甚至恶心、呕吐。痛经可分为继发性痛经和原发性痛经。继发性痛经大多继发于生殖器官疾病,而原发性痛经多发生于未

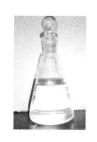

婚女青年。痛经发作时会有剧烈的腹痛,呈阵发性,严重时会面色苍白、冷汗淋漓,甚至使人昏倒。此外,痛经还伴有腹痛、头痛、乏力、乳胀、尿频等症状。痛经的起因大致有三种,精神因素、体质因素和子宫因素。比较一致的意见是子宫位置不正,造成经血流出受阻所致。因此,中医治疗痛经一般是活血化瘀,但是,不少患者的症状在治疗后仍得不到彻底的改善。

痛经之所以久治不愈,国外的医学专家在研究中发现,当女性发生痛经时,是与人体内有一种叫前列腺素 E_2(又称 PG E_2)的炎性物质过量有关。换言之,痛经是一种炎症。如果能去除前列腺素 E_2 这种炎性物质,那么痛经患者就不会那么痛苦了。研究人员自然想到了对抗炎症十分有效的 ω-3,于是让痛经患者服用 ω-3 补充剂,结果患者的症状大为改善,数月后再也没有出现痛经症状。原因何在呢?经检查发现,患者血液中前列腺素 E_2 几乎查不到了,原来 ω-3 能有效地阻止前列腺素 E_2 的生成。当前列腺素 E_2 减少了,作为炎症的痛经症状自然也得到了缓解。

7. ω-3 可阻止银屑病病灶的发展

银屑病是一种慢性皮肤炎性疾病,破损处的皮肤泛红、粗糙,呈鳞皮状,并可能出现疼痛、瘙痒及情绪上的不适。银屑病产生的原因主要是皮肤细胞的生长因子失去控制。正常皮肤的生长周期一般为 28 天,而银屑病的皮肤细胞从分裂到上移皮肤表层仅需 4 天时间。由于这些皮肤细胞没有发育成熟,因此出现了杂乱无章的排列,使皮肤表层挤满了重叠、互相挤压的细胞,从而形成了粗糙不堪的鳞片状的表层皮肤。又因银屑病皮肤有着难熬的瘙痒感,患者常常被自己抓得鲜血淋漓。正因为银屑病是一种炎性的皮肤病,因而用 ω-3 减缓患者症状的方案自然被提了出来。试验结果同样令人满意,当患者摄入 ω-3 后,很快在体内形成 EPA,EPA 与人体内的酶迅速结合,形成炎性较低的物质 PG E_3 和 LT B_5。这两种物质能阻止银屑病皮损处炎

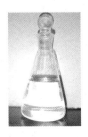

症的发展,从而从根本上减轻了病情。而ω-6则恰恰相反,大量摄入则会加剧银屑病症状的发展。

8. ω-3对神经根型颈椎病十分有效

神经根型颈椎病是发病率最高的颈椎病,占全部颈椎病的50%～70%。主要原因是增生的颈椎骨赘长期刺激神经根及周围的软组织,致使神经根发炎、水肿、粘连,造成运动神经和感觉神经的障碍。

神经根型颈椎病令患者十分痛苦,主要表现就是颈、肩、臂疼痛,手肢麻木或无力,严重的侧上肢肌肉萎缩,腱反射减退或消失。神经根型颈椎病的疼痛是非常严重的那种,既有钝痛、刺痛,又有放射痛,严重者会痛得彻夜难眠。

神经根型颈椎病一般采用保守疗法,但基本上没有什么好的效果,患者只能长期服用止痛药和消炎药。且不说长期服用止痛药和消炎药所产生的不良反应,就是止痛效果也十分有限。有专家认为,ω-3有着很好的消炎、镇痛效果,那么会不会对神经根型颈椎病也有效呢?专家对一组患者进行了试验,神经根型颈椎病患者服用ω-3数个月后,奇迹出现了,大部分患者不仅疼痛全部消失,而且连萎缩下去的手臂肌肉也重新长了出来,头颈部的活动也变自如了。为什么ω-3有这样神奇的效果呢?原来ω-3进入人体后,会向基因发出信息,减慢被称为白细胞介素-1的信号蛋白的产生,过量的白细胞介素-1是许多炎症疾病的始作俑者,当白细胞介素-1信号蛋白被ω-3抑制住了,那么人体中炎症部位便会受到控制,同样神经根发炎、水肿和粘连状况也会大为改善,颈椎病患者自然没有了疼痛的折磨。

9. ω-3可预防慢性气管炎的发生

肺气肿患者上气不接下气的痛苦,可能不少人早有所见。那么肺气肿是如何形成的呢?肺气肿是一个病理形态学的名称,是指终末细支气管远端的气腔持久性扩大。也就是说引起肺气肿的主要原因是

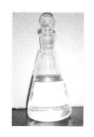

支气管的慢性炎症,导致管腔狭窄,形成不完全阻塞。慢性炎症破坏了小气管管壁的结构,使其失去了支架的作用,吸气时支气管舒张,气体尚能进入肺泡,但呼气时支气管过度缩小、陷闭、阻碍气体排出,致使肺泡内积累了多量的气体,使肺泡明显膨胀。此时肺部的慢性炎症又使巨噬细胞和白细胞所释放的蛋白分解酶增加,使多个肺泡融合成大泡和气肿。此外肺泡壁的毛细血管受压,血液供应减少,也可造成肺泡壁弹性减弱,从而形成肺气肿。肺气肿是一种不可逆转的致命的疾病。因此,如果慢性支气管炎发展成肺气肿一般就没有治疗意义了,关键是要防止慢性支气管炎的发生。据研究,人体中任何部位的炎症的发生,均与人们平时脂肪酸的摄入不科学、比例不合理有关。大量的 $\omega-6$ 摄入,会产生大量的致炎物质花生四烯酸。花生四烯酸又会演变成前列腺素 E_2 和白细胞三烯 B_4 这两种致炎因子,导致支气管等部位组织的慢性炎症发生,最后形成支气管炎、肺气肿、慢性阻塞性肺病。而摄入足量的 $\omega-3$ 补充剂则可阻止致炎因子的生成,可预防慢性支气管炎的发生。

10. $\omega-3$ 能阻止哮喘症状的复发和发展

哮喘已成为人类全球性的严重健康问题,近年来,哮喘的发病率和病死率有增高的趋势。据不完全统计,全世界有哮喘病患者 1 亿多人,光美国一年死于哮喘的患者就超过 5 000 人。我国哮喘病患病率也居高不下,至少有千万人之多。

哮喘病是一种十分难治的疾病,患者会不断地反复发作,而药物治疗往往仅能起到缓解症状的作用。在药物对哮喘治疗效果不够明显的情况下,专家意外发现食用鱼油的孩子不容易发生哮喘。原来是鱼油中的 $\omega-3$ 在起作用,因为哮喘说到底是一种慢性炎症疾病。在哮喘发作时,体内产生的炎性物质白细胞三烯 B_4 的数量是平时的 3 倍,导致气道上皮细胞受损和脱落,平滑肌增生、肥大,基底膜增厚,支气管腔内黏稠分泌物栓塞,微血管渗出增多,并出现气道壁和黏膜性水肿等。虽然哮

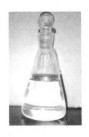

喘这种气道性的慢性炎症药物治疗效果甚微,但ω-3却有着意想不到的疗效,哮喘患者只要坚持摄入高浓度的ω-3补充剂,便能有效地抑制哮喘的复发和发展。原来,ω-3进入人体后,会演变成EPA,EPA与人体内的酶相结合,转化成白细胞三烯B_5。白细胞三烯B_5和白细胞三烯B_4虽然仅一个数字之差,但功能截然不同。白细胞三烯B_5是一种抑制炎症的因子,在人体中能与白细胞三烯B_4相抗衡,大大减少炎症物质对哮喘的影响,是一种十分有效的哮喘辅助治疗方法。

11. ω-3可大大减少糖尿病的发生

糖尿病是国际上一致公认的人类第三大"杀手",据不完全统计,我国有糖尿病患者6 000万人之多,高居世界第一位。糖尿病的发生有两大因素,一是高碳水化合物的饮食影响,二是高ω-6脂肪酸的摄入。而这两种因素在中国人的饮食结构中最为突出。碳水化合物的过多摄入容易引发糖尿病还比较好理解,那么ω-6过多摄入为什么也会导致糖尿病的产生呢? 原来ω-6过多摄入后,会在人体内形成慢性炎症,炎症会侵蚀细胞膜,会导致细胞膜表面胰岛素的受体受到破坏,细胞对胰岛素表现得十分不敏感,造成胰岛素抵抗。人体长期处于胰岛素抵抗时,血糖会居高不下,久而久之就导致糖尿病的发生。而ω-3的功能与ω-6则恰恰相反,原来ω-3拥有6个双键的DHA,是目前已知的最不饱和脂肪酸。当人体摄入足量的ω-3后,抑制了炎症的发生和发展,会使细胞膜的活性增强,而活性强的细胞膜形成了胰岛素的受体数量也多,因而对胰岛素表现得十分敏感,从而能加大血糖的消耗及将血糖转化为糖原,使人体血液中的葡萄糖始终处于平衡状态,大大减少糖尿病的发生。

第五节　ω-3的抗恶性肿瘤功能

恶性肿瘤,俗称癌症,是一种以细胞过度增生、生长紊乱直接或间

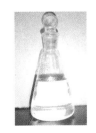

接侵犯人体正常器官而致其功能失常，甚至导致死亡的一种恶性疾病。

恶性肿瘤在 20 世纪 50 年代还尚未对人类构成严重的生命威胁，其发病率、死亡率仅排在所有疾病的第 9 位。但是 20 世纪 90 年代初，恶性肿瘤的发病率和死亡率却飙升到了第 2 位，仅次于心脑血管疾病。近年来，恶性肿瘤的发病率更是居高不下，每 25 年恶性肿瘤的患者人数要翻上一番。恶性肿瘤给社会、家庭和个人带来了极大的负担和痛苦。

恶性肿瘤的发病率之所以不断飙升，原因很多，既有内在因素，也有外在因素，但主要是与环境的污染、饮食结构的改变等有着密切的关系。虽然恶性肿瘤是十分致命的，但并不是不能战胜。世界卫生组织提出了三个 1/3 防癌、抗癌概念，即 1/3 的癌症是可以预防的；1/3 的癌症如能早期发现、早期诊断、早期治疗是可以治愈的；1/3 的癌症可以减轻痛苦、延长寿命。

恶性肿瘤预防和治疗的方法有很多，其中平衡脂肪酸的摄入，特别是增加 ω-3 脂肪酸的摄入，可起到预防细胞基因突变，预防癌细胞生成及转移。这样人类将大大减少恶性肿瘤的发生率，提高人的生命质量和寿命。

一、癌症发生的病因

癌症发生的原因十分复杂，既有内源性致癌因素，如机体细胞的 DNA 改变、遗传特性、免疫功能、激素水平的变化等；又有外源性致癌因素，如化学致癌物质、电离辐射、病毒等环境致癌因素。据流行病学分析，两者相比较，外源性的致癌因素占大多数，为 70%～80%。

（一）外源性致癌因素

外源性致癌因素大致分为化学因素、生物因素、物理因素三大类。

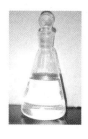

1. 化学致癌因素

在三大致癌因素中,部分化学物质是主要的致癌因素,到目前已知的能诱发癌症的化学物质有1 000多种,其中既有自然的,也有人工合成的,真有点让人防不胜防。

在会诱发癌症的化学物质中,首推亚硝胺。亚硝胺在自然界数量虽然不多,但它可以通过细菌的作用在人体内合成。亚硝胺的前身是亚硝酸盐和二级胺,亚硝酸盐和二级胺本身并不会致癌,但在一定条件下会演变成强烈的致癌物质——亚硝胺。亚硝胺在腌渍食品中含量相当高,长期过量摄入咸鱼、咸肉、火腿、肴肉、培根等亚硝胺含量较高的食物容易引发癌症。其实人体对亚硝酸盐有一定的解毒能力,可将亚硝酸盐分解成氨,从而减少胺类反应生成亚硝胺的数量。但人的这种解毒功能毕竟有限,当过多摄入含亚硝胺的食品后,除了少量被分解外,大多数的则在人体中储积起来,经过长期的累积,当亚硝胺累积到一定量的时候,就会产生致癌的作用。

亚硝胺可在人体的任何部位致癌变,特别以肝癌、胃癌、肾癌、食管癌、膀胱癌最为多见,这可能与亚硝胺在人体中的滞留,对器官造成的损害有着直接的关系。

其次是3,4-苯并芘。这是一种多环性碳氢化合物,有着强烈的致癌作用,在沥青、煤焦油、粗石蜡中含量较高,香烟中也含有大量的3,4-苯并芘。吸烟之所以容易患癌,除了尼古丁的毒性之外,3,4-苯并芘也起着关键的作用。

此外,真菌毒素也是强烈的致癌物质。真菌毒素是某些真菌的代谢产物,其中最有代表性的是黄曲霉素。黄曲霉素是一种很稳定的化合物,一般的烧煮高温和高压处理效果不大,只有加温到280℃时才开始裂解死亡。因此用一般的消毒和清洗方法很难去除花生、玉米、大米等食物中所含的黄曲霉素。花生、玉米、大米中的黄曲霉素基本上是由于在高温条件下贮藏不当,才导致黄曲霉素等真菌毒素的产生。

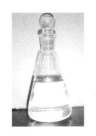

自然界的无机物砷、铬、镍、镉及其化合物也有强烈的致癌作用。如砷,说到砷人们自然会联想到它的化合物砒霜,砒霜是一种剧毒物质,但日常生活中很少有人会因摄入砒霜而急性中毒死亡。砷对人类的危害主要反应在慢性中毒上,长期少量地接触砷,会抑制脱氧核糖核酸损伤的修复,引起染色体的畸变,导致皮肤癌、肺癌、结肠癌、膀胱癌的发生。虽然人类不会直接摄入砷造成慢性中毒,但是生物具有富集毒物的本领,在砷污染的环境中生长的动植物含砷量普遍很高,生长在海洋中的贝类,富集砷的能力可达 3 300 倍,长期摄入这样的动植物,自然会在不知不觉中慢性砷中毒,最后演变成癌症。此外,含砷的农药、食品添加剂、色素也有可能使人砷慢性中毒。

杂环胺是一种令人防不胜防的致癌化合物。杂环胺是食物在烹调过程中受热裂解后的一大类产物的总称,是一种带杂环的伯胺。杂环胺可分成四大类别:喹啉、喹喔啉、吡啶的衍生物和含氧化合物。以上的这些化合物均是在油炸、烧烤动物性蛋白质或加工火腿时产生的,特别是多次使用的老油中杂环胺的含量特别高。而非动物性蛋白质在油炸、烧烤时则不会出现这些物质。杂环胺虽然不会直接致癌,但进入人体后,会与人体中氧化酶结合,使它们的活性增高,诱发细胞的 DNA 损害,包括基因突变、染色体单体交换、DNA 断裂、非程序性 DNA 合成和原癌基因活化,从而致癌。由于这种致癌过程主要在肝脏中进行,因此长期摄入杂环胺含量高的油炸、烧烤食物极易引发肝癌、血管内皮癌、结肠癌、肺癌、乳腺癌和肾癌。

二噁英也是人类肯定的致癌化合物,其毒性相当于极毒的氰化钾的 50～100 倍。二噁英除了致癌,还能致胎儿畸形。它还会破坏人的免疫系统、抑制激素的分泌,造成骨髓再生不良等。二噁英的形成主要来自三个方面,一是城市垃圾焚烧所产生的,这些二噁英通过大气扩散,进入水源和草类植物中,于是鱼类和牛、羊等动物体内也含有了二噁英,而人类食用这些动植物则间接地摄入了二噁英。二是含氯化合物中含有二噁英,最常见的是作为杀虫剂的氯酚。三是抽烟也会吸

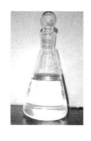

入二噁英。

2. 生物致癌因素

生物致癌因素早已被人类所认识,主要包括病毒、细菌、真菌、寄生虫等。

病毒致癌的机制已被揭示,主要是病毒的 DNA 嵌入了人体健康细胞的 DNA 中,导致正常细胞的 DNA 发生畸变,最后导致癌细胞的发生。目前科学家已找到了 30 多种 150 余株病毒可令人致癌,如 C 型 RNA 病毒有可能引发白血病;EB 病毒是引发鼻咽癌的主要因素;单纯疱疹病毒Ⅱ型是子宫颈癌的诱因。

真菌也是生物致癌的因素之一。目前科学家经过长期的研究,已筛选出 10 多种有可能致癌的真菌。其中最能致癌的真菌当数黄曲霉素。黄曲霉素是一种很稳定的化合物,毒素毒力特别强,需要在 280℃ 的高温下才能被裂解破坏。黄曲霉素主要集中在霉变、破损、皱皮及虫蛀的花生、大米、玉米、大豆、小麦、高粱、甘薯中,霉变的花生和玉米黄曲霉素的检出率最高。黄曲霉素可诱发肝、肾、肺、胃及皮下组织的肿瘤。花生、玉米等粮食作物霉变之后除了会生成黄曲霉素之外,还会产生杂色曲霉素、棒曲霉素、红色青霉素 B、伏马菌素、赫曲霉素,这些真菌毒素同样也会致癌和促癌。

寄生虫也会致癌,这一结论已被动物实验所证实。在我国有一种生活在淡水中的华枝睾吸虫。这种寄生虫进入人体后,不仅会造成胆管阻塞、腹痛、腹泻、呕吐、胃肠道不适等消化道症状之外,还会引发头痛、失眠等一系列精神症状和肝组织增生、变性、萎缩、硬化等严重肝病。然而,华枝睾吸虫对人的最大的威胁是会致癌,原因就在于华枝睾吸虫在人体的肠道内会产生有毒的代谢物,刺激组织增生,诱发癌症。

3. 物理致癌因素

可引起癌症的物理因素也有不少,主要有慢性机械刺激、紫外线

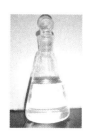

刺激。

长期暴露在阳光下，容易引起皮肤癌，这一物理致癌因素早已被人们所熟知。因为紫外线会引起细胞DNA断裂和染色体畸变等，此外紫外线还会抑制和破坏皮肤的免疫功能，使突变细胞很容易逃避免疫系统的监视，形成皮肤鳞癌及皮肤基底细胞癌。

慢性刺激也会刺激癌症的发生，可能大多数人不为所知。不过这种情况确实存在，如义齿和龋病的长期反复的机械刺激，就有可能患上口腔癌和舌癌。而男性的阴茎癌则也是因为包皮过长，引起慢性刺激所致。女性的宫颈癌也是由慢性刺激造成的。

（二）内源性致癌因素

内源性致癌因素大致有内分泌紊乱因素、免疫系统因素、遗传因素及神经因素。

1. 内分泌紊乱因素

人体中的激素在正常情况下应处于动态的平衡，各种激素相互协同、相互制约。内分泌一旦发生紊乱，那么这种平衡会被打破，导致激素作用敏感的相应组织器官的细胞发生增殖和癌变，如女性雌激素分泌过多的话，容易引发乳腺癌和子宫内膜癌。同样，男性雄激素过多分泌的话，与其相应的器官容易引发癌症，即前列腺癌。

2. 免疫系统因素

众所周知，免疫力就是机体抗病和抗癌症的能力，当机体免疫力强的时候，致病微生物和癌症细胞就会被抑制。因此免疫力强的人，不仅很少得病，而且还不易患上癌症。如果人的免疫力不强，再加之同时又有致癌因素的侵蚀，那么两者一结合，便很容易癌变。

3. 遗传因素

流行病学调查显示，有相当一部分癌症，如视网膜母细胞瘤、肾母

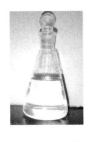

细胞瘤、嗜铬细胞瘤、神经母细胞瘤、结肠腺癌、乳腺癌、胃癌等均有着比较明显的家族聚集性,即遗传倾向。遗传或遗传有关的疾病所具有的 DNA 染色体改变,从而增加了对病毒、化学致癌物质及物理性致癌因素的敏感性,同时也会影响 DNA 分子的正常修复,促进了癌症的形成。

4.神经因素

现代医学认为,癌症形成也可由各种刺激因子长期过度作用于中枢神经系统,导致高级神经活动功能衰退,正常物质代谢失调,使致癌物质有机可乘,对正常细胞形成侵蚀,最后形成癌变。

二、癌症的产生机制

要说明癌症发生的机制,首先要弄清楚什么是癌症。癌症,又称肿瘤,是一种以细胞过度增生、生长紊乱为主要特点的新生物。肿瘤又可分为良性和恶性两种。

良性肿瘤,就是在相当长的时间内肿瘤体积没有明显变化,而且和周围正常组织的界线分明,肿瘤的表面有一层完整的包膜,用外力推时,肿瘤能活动,一般手术切除比较容易,手术后不会复发,也不会转移。

恶性肿瘤,就是机体组织在各种致癌因素长期的刺激下,正常的组织细胞发生异常分化和过度增殖,并由原发部位向别的器官扩散,侵犯要害器官引起衰竭,最后导致死亡。恶性肿瘤除人体中的头发、牙齿和指(趾)甲之外,几乎可以在所有的器官和组织细胞中发生,人体可发生的肿瘤据统计有 1 000 种左右。

恶性肿瘤的发生主要是正常细胞发生突变、DNA 遭到破坏,从而演变成癌细胞。那么正常细胞是如何发生突变的呢? 谜底终于在1969 年被美国科学家希普纳揭开了。原来人类的正常细胞内存有一

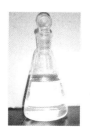

种"癌基因"。"癌基因"平时是在"沉睡"的，但一旦遇上致癌的因素，它就会被"惊醒"，就会像种子一样发芽、生长，形成肿瘤。从理论上讲，每个人的细胞中均有"癌基因"，每个人都有患癌症的可能。那么绝大多数的人为什么不会患癌症，而患癌症的人仅为人群中的极少数呢？原来，"癌基因"在正常情况下，处于相当稳定的状态，一般不可能被"惊醒"，但是当人长期处于致癌环境中和遭到致癌因素长期刺激的话，加之人体的免疫功能低下，不足以抑制"癌基因"活动时，才有可能发展成癌。现在，希普纳的癌症起因之说已得到世界的公认，并获得了 1989 年诺贝尔医学奖。

不难看出，癌症的发生是有先决条件的，只要科学地进食，有效地改善自己的生活环境，远离各种致癌因素，提高自身的免疫力，那么"癌基因"是不会被"惊醒"，人是不会患上癌症的。

三、ω-3 独特的癌症防治功能

癌症能不能防治，国内外专家的意见是一致的。癌症不仅能预防，而且还能治愈。关键有两大要素，一是要远离能激活"癌基因"的各种致癌因素，二是要全面提高机体的免疫力。

随着对 ω-3 研究的深入，专家发现 ω-3 不仅能预防癌症的发生，而且还能有效抑制癌症的扩散。因此，人们将 ω-3 称为"救命脂肪酸"。

1. ω-3 具有抑制基因突变的能力

所谓基因，就是染色体上的一小段，它是携带信息和控制某些遗传性状的单位。基因有两个基本作用，一是控制生物体的发育和代谢；二是传递信息给下一代。虽然基因一个个排列在染色体的上面，但并不是钉死在木板上的钉子，基因不仅会"走"、会"跑"、会"跳"，而且还会接受外界的信息。人类日常摄入的脂肪对基因影响较大，会传

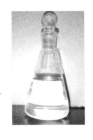

递某些信息从而触动基因。专家研究发现，ω-6脂肪酸长期摄入过多之所以会引发癌症，主要是ω-6会向基因发出信息，生产出更多的促使癌症发生的蛋白质ras p21。当人体中这种蛋白质含量长期过高时，极有可能引发癌症。而足量的ω-3脂肪酸进入人体后，会向基因发出与ω-6相反的信息，生产出另一种能抑制癌变的蛋白质，从而可以大大降低癌症的发病率。

但是目前我国居民的脂肪酸摄入不仅数量超标，而且ω-6与ω-3的摄入比例极不合理，ω-6摄入明显过多，ω-3摄入则明显不足。因此，不平衡的脂肪酸摄入，为癌症的发生埋下了"杀机"。要从根本上预防癌症的发生，那么应从脂肪酸摄入的比例做起，ω-6与ω-3的摄入比例起码应做到4：1，如果能做到1：1，则更好，癌症就失去了生存的基础。

2. ω-3具有抗击癌症的能力

可能不少人对ω-3能抗击癌症的功效是半信半疑的，因为ω-3充其量是一种营养素。不过ω-3的抗癌功能是毋庸置疑的。

首先，ω-3脂肪酸能降低癌细胞从血液中吸取ω-6的数量，ω-6是癌细胞最喜欢的营养物质，ω-3的出现可以有效降低ω-6在血液中的浓度，切断癌细胞的营养供应，从而有效降低癌症发生的可能。

第二，ω-3脂肪酸进入人体后，会与ω-6脂肪酸争夺一种特殊的酶，使这种酶失去活性，从而将癌症发生的可能降到最低。

第三，ω-3脂肪酸会在细胞膜上形成一层保护膜，阻止细胞表面黏连分子的形成，而粘连分子是癌细胞侵蚀正常细胞的"抓钩"。细胞膜上没有了癌细胞的"抓钩"，细胞自然会安然无恙。专家还发现，即使癌细胞抓住了"抓钩"，黏附在细胞基底膜上，ω-3还有下一个绝招，它可以阻止溶解基底膜所必需的胶原酶的产生，使癌细胞无法渗入正常细胞中去。有权威的医疗机构在给患者服用高浓度ω-3的为期12个月的抗癌试验中，惊喜地发现癌症患者身上均没有新的息肉

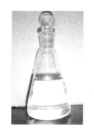

产生。由此可见,ω-3脂肪酸有着化学的预防功能。不过,摄入ω-3脂肪酸并不能治愈进行性癌症,一旦癌症真的发生了,就需要用更加积极的方法来治疗,但ω-3可以增进传统治癌疗法的疗效。

3. ω-3具有抑制癌细胞扩散的能力

ω-3在进入人体后,会转化成为DHA(ω-3脂肪酸中的一种)。DHA的作用太重要了,它不仅能防止心血管疾病的发生,还能预防老年痴呆症的发生,更重要的是它能抑制人类最凶险的敌人——癌症的发生。那么DHA是如何抑制癌细胞的呢?原来DHA能强烈抑制二十碳四烯酸的合成,而二十碳四烯酸是癌细胞的激活剂。除此之外,DHA还能将癌细胞控制起来,防止成长中的癌细胞转移到其他的血管壁上去,从而抑制癌细胞的增殖。

4. ω-3具有降低化疗毒性的能力

化疗是癌症治疗最传统的方法之一,几乎每个癌症患者都要接受化疗。但是化疗是把双刃剑,它既能杀灭癌细胞,但同时也会产生巨大的毒副作用,而且这种毒副作用一般常人是很难承受的。美国内华达大学的帕尔迪尼教授在实验中发现,ω-3既能增加化疗效果,又能降低化疗的毒性。实验是在两组患癌老鼠中进行,他们让老鼠服用抗癌药物环磷酰胺(癌得星)。在60天内,食用5%玉米油膳食的那组老鼠50%死于化疗药物的毒性,而食用加入ω-3补充剂的那组老鼠却没有一只死亡。原来化疗和某些放疗是通过自由基的爆发来攻击细胞的,当细胞膜受到足够的伤害时,癌细胞就会发生自毁作用。而ω-3脂肪酸会使癌细胞膜变得更容易受到自由基的攻击,从而数十倍地增加化疗和放疗的功效。实验结果一经公布,令人大为振奋,人们看到了ω-3脂肪酸在患者化疗中的作用,使广大癌症患者看到了希望。现在,国外的专家将补充高浓度ω-3作为癌症治疗的辅助疗法,取得了令人满意的效果。

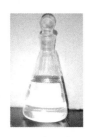

第六节　ω-3 的抗过敏功能

过敏性疾病是一种世界性的疾病，无论是刚刚出生的婴儿，还是年逾古稀的老人都有可能因为摄入食物、碰上花粉、接触尘螨及使用药物等过敏而引发过敏性疾病。

过敏引发的症状，轻的有腹痛、腹泻、皮疹及瘙痒，重的则会出现休克，甚至危及生命。过敏性疾病已成为困扰现代人的一种重要疾病。

一、过敏反应的发病机制

过敏反应的发病机制主要是，当一个过敏体质的人，接触到抗原物质之后，会刺激机体产生特异的 IgE 抗体。一般情况下，IgE 抗体只在血液中停留 24～48 小时，随后就很快地与肥大细胞表面的高亲和力受体结合。如果没有相同的抗原再一次进入机体，那么，机体的致敏状态会持续半年至数年后方才能消失。当相同的抗原再一次进入机体与肥大细胞表面的特异性 IgE 抗体结合后，就会构成桥联，从而影响细胞膜的功能，使细胞失去稳定性，出现细胞脱颗粒、释放出组胺、缓激肽、粒细胞趋化因子及前列腺素等介质。这些介质很快就会扩散到组织中去，造成组织受损，引起平滑肌痉挛和收缩，促使毛细血管通透性增加，出现水肿。临床上表现为荨麻疹、支气管哮喘、过敏性肠炎、过敏性皮炎、过敏性鼻炎及过敏性休克等。

过敏反应分为两种类型，一种属于反应性过低的类型，就是在机体接触到某种抗原性物质后只产生低于正常的免疫反应，有的甚至不产生任何免疫反应；另一种则是属于反应性过高的类型，也就是人们通常所说的过敏反应，这种反应比第一种类型激烈得多，有的甚至会出现全身性的反应。

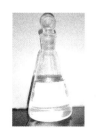

二、过敏反应的引发因素

能引起过敏反应的因素有很多,最常见的有以下几种。

1. 食物引起的过敏

人类每天需要进食的食物中几乎每一种食物都有可能致人过敏。不过不是每个人都会过敏的,正常人群中对食物过敏的发生率为0.3%～3.7%,其中女性的过敏发生率高于男性。

食物引起的过敏分为消化道食物过敏及消化道外食物过敏。消化道食物过敏以结肠最为多见,症状主要有腹痛、腹泻和呕吐。消化道外食物过敏主要反应在皮肤上,常见的有荨麻疹、湿疹、血管神经性水肿及哮喘。

2. 花粉引起的过敏

有不少人到了春暖花开之际,会莫名其妙地不断打喷嚏、流清涕,甚至出现哮喘,而在其他季节则不会出现。原来,这是花粉在起作用。

花粉过敏的对象主要也是过敏体质的人,绝大多数正常人是不会因漫天飞舞的花粉而过敏的。据有关资料统计,我国花粉过敏的患者有 500 万～1 000 万。花粉过敏的症状主要有喷嚏不断、频流清涕、眼睛充血、流泪和眼、耳、鼻等部位发痒。

3. 药物引起的过敏

药物过敏也是一种常见的过敏现象,患者在注射青霉素之前均要做皮下试验,就是检查患者是否对青霉素过敏。过敏的患者不慎注射青霉素后,如果抢救不及时,会危及生命。据不完全统计,药物过敏在全部过敏反应的患者中占到32%。由此可见,药物过敏是过敏反应的

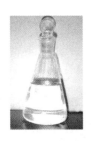

主要引发原因之一。

药物过敏患者会出现发热、平滑肌痉挛、毛细血管通透性增高、炎性反应、血细胞损害。临床上表现为各种皮疹、痉挛、水肿、腹痛、腹泻、淋巴结肿大、组织溃疡坏死、黄疸、贫血和出血等。严重的会引起呼吸道梗阻,甚至发生过敏性休克而危及生命。

4. 尘螨引起的过敏

尘螨体形极其微小,在显微镜下才能看到。尘螨主要靠进食人的皮肤鳞屑而生存,因此它最喜欢聚居在人的睡床上,据检测一张床上约有 200 多万只螨虫。尘螨的种类有很多,但能引人过敏的有两种,一是屋尘螨,二是粉尘螨。粉尘螨又称家螨,对人的危害更大。

当然尘螨过敏主要对过敏体质的人起作用,正常人一般即使睡在尘螨再多的床上也会安然无恙的。尘螨的传播主要通过呼吸道进入人体,在人体中引发一系列的生物化学变化,导致肥大细胞脱颗粒释放出多种炎性化学介质。这些化学介质会增加毛细血管的通透和黏膜的分泌功能。发生在鼻部,即为过敏性鼻炎;发生在眼部,即为过敏性结膜炎;发生在呼吸道上,即为支气管哮喘。

三、过敏性疾病的治疗

过敏性疾病虽然是威胁人类生命健康的一种疾病,但人们并不太重视,在过敏的认识上存在不少误区。

首先,认为过敏是小事,治不治无所谓。其实这种想法是极为有害的,因为过敏如不及时治疗,有的会引起全身过敏反应,严重时还会诱发过敏性休克。

其二,认为过敏是免疫力增强的表现,是身体抗病能力强的反应,是好事。当然这种观点更为错误。过敏虽然与免疫力有关,但这种免疫力是病理性的,它不仅不会抵抗外来致病微生物的入侵,而且还会

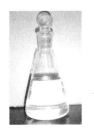

损伤自身组织。因此过敏体质的人,其抗病能力比一般人还要低。

其三,认为抗过敏药物均有特效,用后即可痊愈。这种认识也是错误的,因起效快的抗过敏药大都是为抗组胺药和激素。虽然显效很快,但一旦停药就会复发,而且症状会比原来还要严重。因此,正确的办法是要去掉过敏原,否则抗过敏很难彻底奏效。

过敏疾病的治疗目前一般采用两种方法,即脱敏疗法和抗过敏药物疗法。所谓脱敏疗法,就是对过敏体质的人反复注射特异性抗原,使患者对此类过敏性物质的耐受度提高,当患者再次接触此类致敏原时,不会再产生过敏现象或过敏现象有所减轻,目前脱敏疗法在过敏体质患者中使用较为普遍。

所谓抗过敏药物疗法,即在患者发生过敏反应时,有针对性地采用抗过敏药物进行治疗。最常见的抗过敏药物有抗组胺药,主要的功能是抑制血管渗出,减轻组织水肿;抑制平滑肌收缩,防止肌肉痉挛;产生中枢抑制,起到镇静作用;抗胆碱能作用,阻断组胺形成。常用的抗过敏药还有肥大细胞稳定剂,主要是抑制细胞内环磷腺苷磷酸二酯酶的形成,减少环磷腺苷的分解,提高细胞内环磷腺苷的水平,从而稳定肥大细胞膜,抑制组胺、慢反应物质等过敏反应介质的释放,起到抗敏作用。此外激素疗法在抗过敏疾病的治疗中用得也不少,最常用的有肾上腺皮质激素,它的功效是抗炎作用、抗过敏和免疫作用、抗毒作用、抗休克作用。大剂量激素能解除微血管的痉挛,同时对休克的缺氧细胞有保护作用。虽然激素在治疗过敏性疾病中具有立竿见影的效果,但长期、大剂量服用,会产生不良反应,常见的有消化性溃疡、胃穿孔、骨质疏松、血糖升高、血压升高、满月脸、月经紊乱、多毛症、痤疮样皮疹、血栓形成、精神障碍及白内障等。因此在抗过敏治疗中,激素应该慎用。

四、ω-3惊人的抗过敏功能

ω-3是一种人体必需的脂肪酸,专家在研究中发现,大凡过敏体质的人,体内ω-3均严重缺乏,如果能及时、长期地补充高浓度的ω-3,那么过敏体质的人就有了一种脱敏的效果,很少有人再会出现过敏反应。那么ω-3是如何抗过敏的呢?

1. ω-3可稳定细胞膜,抑制组胺的释放

大家知道,过敏反应出现时,抗原就会与附着在细胞表面上的抗体相互作用,使细胞膜产生通透性,犹如在细胞膜上打开了一道门。这时钙离子就会轻而易举地进入细胞,钙离子在细胞内就会和ATP一起激活肌球蛋白系统,促使颗粒中的组胺和慢反应物质等过敏物质的释放,导致这些过敏介质进入人体的血液中,最后导致人的过敏反应。因此,抗过敏治疗实质上是稳定细胞膜,不让钙离子进入细胞内,从而不会造成组胺等过敏物质的释放。目前常用的肥大细胞膜稳定剂——色甘酸钠,就是起着这样的治疗作用。服用色甘酸钠后会出现恶心、呕吐及食欲不佳等不良反应,孕妇、哺乳者、糖尿病及严重的肝病患者是严格禁止使用的。

然而,一种既能起到稳定肥大细胞膜,又没有任何不良反应的物质出现在人们面前,那就是ω-3脂肪酸。ω-3有一个特点,当其进入人体之后,会与ω-6争夺细胞膜的控制权,在细胞膜的表面形成一层保护膜,既能起到抑制炎性物质对细胞的侵蚀,又能将细胞膜维护好,不致于出现可供钙离子进出的缝隙。在正常情况下,人的每一个细胞中均存有组胺、白细胞三烯 B_4 等致敏、致炎物质。平时,这些致敏物质不会对人体产生破坏,但是当钙离子一旦进入细胞内后,这些致敏物质便会被激活,并从细胞膜中的裂隙中被释放出来,最后导致过敏的发生。正因为ω-3有稳定和保护细胞膜的功能,从而从根本上阻止了钙离子对过敏物质的激活,过敏反应也就不会发生了。

2. ω-3可抑制炎症,减少组织损伤

过敏其实也是一种炎症反应。当炎症发生时,组胺、激肽、前列腺

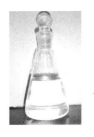

素及白细胞会在炎症部位聚集,从而导致毛细血管扩张,造成细胞膜和毛细血管通透性增加,使局部组织水肿和损伤。而 ω-3 是最好的抗炎性物质,当 ω-3 进入人体后,会演变成 EPA(二十碳五烯酸)。EPA 有着近似阿司匹林的功能,与人体中的脂肪氧合酶结合,形成白细胞三烯 B_5;与环氧化酶结合,形成前列腺素 E_3。白细胞三烯 B_5 和前列腺素 E_3 会阻止致敏因子白细胞三烯 B_4 和前列腺素 E_2 的合成,当人体中的致敏因子下降后,机体出现过敏的现象便大为下降,这也就是 ω-3 能改变过敏体质,减少过敏性疾病发生的原因所在。

3. ω-3 能阻止免疫系统的过度反应,减少过敏的发生

正常人体内有着一套完整的免疫反应系统,它的任务是保护机体免受外界物质的攻击。但是这种免疫力并没有特异性,当外来物质(抗原)进入人体后,一方面,淋巴细胞会被激活,产生抗体,将来犯的抗原消灭掉。另一方面,淋巴细胞也会对正常组织发生攻击。这种攻击,往往发生在来犯的抗原已被消灭后,而淋巴细胞仍然兴奋异常,促使免疫系统释放出更多的致敏物质,对正常组织构成威胁,引起过敏反应,也称慢性炎症。而 ω-3 能抑制过敏物质的释放,从而抑制免疫系统的过度兴奋,使机体的免疫系统重归正常的工作状态,从而大大减少了过敏的发生。

第七节　ω-3 的抗老年痴呆症功能

老年痴呆症是一种很不幸的疾病,原本思维非常健康的人,却变得不知冷暖饥饱、不知喜怒哀乐、不知春夏秋冬,甚至连自己的亲人也不认识了。老年痴呆症同时也是一种死亡率相当高的疾病,由于患者智能低下、生活不能自理,特别容易引发各种并发症。老年痴呆症的死亡率可高达 50%,患者的平均生存期仅为 5.5 年。因此,老年痴呆症已成为严重威胁人生命的几种致命疾病之一。

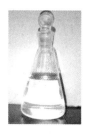

老年痴呆症是一种很难治愈的疾病,因为人的脑细胞一旦死亡,是不能复生的。要减少老年痴呆症的发生,最有效的办法是预防,因为许多引发老年痴呆症的因素是由不当饮食引起。而因饮食引起的老年痴呆症,人类完全可以在日常的生活中加以控制,减少这种致命疾病的发生。

一、老年痴呆症的四种类型

老年痴呆症是老年人脑功能失调的一种表现,是以智力衰退和行为及人格变化为特征的一种疾病。老年痴呆症的临床症状主要有记忆力、抽象思维、定向力的障碍。老年痴呆症共有四种类型。

1. 老年性痴呆症

老年性痴呆症发病比较缓慢,时间跨度长,根据临床症状一般可分为三期,即遗忘期、精神错乱期、痴呆期。

遗忘期:患者的生理迟钝有所显现,尤其是特别容易健忘,并渐渐出现认识能力的障碍。此后,患者的定向力差,活动范围减少明显反映出来,但不影响日常的生活起居。遗忘期是老年性痴呆症的最早期,是病程最长的一个阶段。虽然在遗忘期患者的症状不易被发现,但家人如果能密切注意,仍可以发现老年性痴呆症的蛛丝马迹。

精神错乱期:在这一阶段,患者的症状日渐加重,出现根本性的变化,患者会出现失认、失语和失用等症状,有的患者甚至会出现偏瘫或癫痫发作,日常生活已不能自理,需别人帮助。

痴呆期:这是老年性痴呆症的晚期,患者已发展到完全丧失生活自理能力和完全卧床的严重痴呆状态。

2. 血管性痴呆症

血管性痴呆症是各种脑血管疾病引发的痴呆。血管性痴呆症可

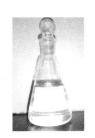

分为皮质性、皮质下和弥漫性三种。

（1）皮质性血管性痴呆症包括血栓、梗死性和分水岭区梗死引起的多发性梗死性痴呆。多发性梗死性痴呆，主要是由于脑深部多发性小梗死所致的脑组织累积性损伤。梗死的血管越多，痴呆的发生率也越高。与老年性痴呆症相比，血管性痴呆症发病急、进展快。痴呆出现时，患者已出现运动障碍、动作缓慢、自发动作减少，并伴有构音、吞咽、记忆力障碍。同时还会出现健忘、失眠、性格改变、洞察力减退等。

（2）皮质下血管性痴呆症包括皮层下动脉硬化性脑病、腔隙状态和血脑中线旁梗死。皮质下血管性痴呆症有一个特点，患者的大脑皮质功能基本完整，病变主要累及基底节、丘脑、间脑。皮质下血管性痴呆患者的外貌会给人一种虚弱、沉默的感觉。患者活动能力缓慢、共济失调、肌张力障碍、构音困难、容易健忘、识别能力差。

（3）弥漫性血管性痴呆症主要是由小血管病变、遗传性多梗死性痴呆和脑血管淀粉样变引起的痴呆。

3. 混合性痴呆症

所谓混合性痴呆症，就是老年性痴呆和血管性痴呆在一患者身上同时出现的痴呆症。由于两种痴呆合并而成，因此兼有两种痴呆的症状。混合性痴呆症在老年人痴呆症中所占的比率越来越高，为15%～20%。

4. 其他类型痴呆症

这类痴呆症虽然比率不大，但也不容忽视。这类痴呆的发生主要是与脑外伤、一氧化碳中毒、维生素B族缺乏有关。

二、老年痴呆症的病因

老年痴呆症的真正病因还不很明确，但现代医学研究表明，老年痴呆症与免疫、遗传、衰老、毒物侵蚀等多种因素有关。

1. 免疫异常会引发老年痴呆症

免疫力,就是人的抗病能力。当人的免疫系统正常的时候,只对入侵的致病微生物发起攻击,但是免疫系统异常时,即使入侵的致病微生物被消灭了,免疫系统仍会分泌出大量的免疫细胞,对机体组织发起攻击,形成慢性炎症。人的免疫系统的识别能力的下降,往往与人的年龄增加有一定的关系。因此年龄大的人,免疫系统的识别能力就相对差一些,出现慢性炎症的可能性要比年轻人多。当慢性炎症侵蚀人的大脑组织的时候,就会导致脑细胞的损伤,而脑细胞的损伤一般很难修复。有专家对死亡的老年痴呆症患者进行大脑解剖,发现了大脑中充塞着免疫蛋白纤维。从而,证实了免疫系统的异常会导致老年痴呆症的发生。

2. 脂褐素在脑中堆积会引发老年痴呆症

脂褐素是植物油氧化后的代谢物,老年斑就是由脂褐素沉积在皮肤细胞中的产物,人们往往将脂褐素的出现,代表着衰老的征兆。脂褐素除了是一种衰老的表现之外,最为危险的是它会影响细胞的功能,导致细胞的衰老和死亡。脂褐素有一个特点,它特别喜欢到大脑中去聚集,出现退行性淀粉样变,使脑细胞的功能下降,甚至出现死亡,最终引起老年痴呆症。

3. 脑血管疾病容易引发老年痴呆症

脑血管疾病包括脑血栓、高血压、脑动脉粥样硬化。这些疾病的后果,均会导致脑细胞的血液供应障碍。而脑组织每时每刻都需要得到大量的氧来维持其正常的生理功能,在人体中脑细胞是对氧最为敏感的细胞,只要停止血供 5 分钟,脑细胞就会死亡。因此,脑血管疾病极易造成脑血管栓塞,使大脑缺氧产生脑水肿、脑点状出血、神经细胞

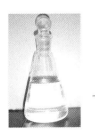

弥漫性的变性坏死。据临床研究显示,脑血管疾病引起的脑缺氧,患者通常会出现注意力不集中、定向障碍、精神异常等痴呆的早期症状,如不及时加以治疗,很快就会演变成血管性痴呆症。

4. 血黏度过高容易引发老年痴呆症

血黏度长期过高易患老年痴呆症是不争的事实。

首先,血黏度长期过高,会影响血液在血管中的流动,因为根据肃叶定律,液体的流速与其自身的黏滞性成反比。所以血黏度高不但会影响血流速或组织器官的血液供给,而且容易导致血栓的形成。而血栓一旦在脑部血管中形成,就很容易引起脑中风的发生。脑中风可导致脑细胞失血,形成血管性痴呆症。

其二,血黏度长期过高,红细胞会粘结在一起,使红细胞的携氧能力大为下降,而每时每刻需要大量氧才能生存的脑细胞,如长期处于缺氧状态,神经细胞又出现弥漫性的变性坏死,最后渐渐地形成老年痴呆症。

5. 过度吸烟会引发老年痴呆症

吸烟的危害性众所周知,烟雾中含有大量的有害物质,如尼古丁、亚硝胺、一氧化碳等。长期大量吸烟不仅会引发慢性支气管炎、肺气肿、呼吸衰竭、肺癌等肺功能损害和血脂升高、动脉硬化、冠心病等心血管疾病,而且还会对大脑产生极为不利的影响。因为香烟中的一氧化碳会使血氧浓度降低,影响脑细胞的氧供应。香烟中的尼古丁会导致脑血管收缩,从而减少了大脑的血液供应。吸烟的这些后果,均与老年痴呆症的发生有关。

6. 铁、锌等微量元素不足也会引发老年痴呆症

临床研究表明,某些微量元素在脑组织中含量过多会引发老年痴呆症,如铝元素。而某些微量元素过少也会引起老年痴呆症,如铁元

素。铁在人体中不足,会影响血红蛋白的组成,引起缺铁性贫血,从而影响参与氧化代谢。同时,铁蛋白与神经细胞的损坏也有一定的关系,因为运铁蛋白能与血液中的铝结合,将其从脑部运送出去,而脑部聚集过多的铝元素会引起老年痴呆症。因此缺少铁,就意味着运铁蛋白的缺失,也意味着铝元素会在大脑中大量聚集,影响脑功能,最后引发老年痴呆症。

锌也是缺少不得的微量元素。因为锌参与大脑中酶和神经介质的正常代谢,缺少锌会使脑组织受损、智力减退、久而久之形成老年痴呆症。

三、老年痴呆症重在预防

老年痴呆症已成为严重影响人寿命的"流行病",据统计我国老年人群中55岁以上患病率达到2.57%,60岁以上达到3.46%,65岁以上达到4.61%。由于我国老年人队伍基数大,因此老年痴呆患者数量在我国是一个不小的数字。人们最为关心的是老年痴呆症能不能治愈。然而,根据目前的医疗水平和治疗方法,可以明确地说,老年痴呆症是不能治愈的。因为脑细胞的损伤是无法逆转和修复的,目前对老年痴呆症的治疗原则主要为:使用改善脑功能药物,间接抑制痴呆症的发展,维持残存的脑功能,减少因痴呆症而引发的症状及并发症。而对血管性痴呆的治疗原则为:改善脑血液循环,增强缺血区的血流量和氧供应,防止脑血管内血栓的继续扩展并消除脑水肿,使功能受到抑制的细胞较快地恢复活力。

四、ω-3能预防老年痴呆症的发生

众所周知,老年痴呆症是继心脑血管疾病、癌症、糖尿病之后,对人类构成威胁的第四大"杀手"。近年来,国内外的专家对老年痴呆症

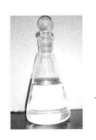

进行了深入的研究,研制成功不少有助于预防老年痴呆症和减缓老年痴呆症病情发展的药物。然而,一些权威的专家却认为不是药物的ω-3有着奇特的预防老年痴呆症的功能。ω-3为什么对预防老年痴呆症那么有效呢?

1. ω-3能抑制β-淀粉样蛋白的毒素产生

专家在对老年痴呆症患者的尸体解剖时,发现患者的大脑大都已明显萎缩,脑的体积也缩得很小,脑的重量也大幅度下降。如果用显微镜观察大脑组织的话,会发现脑皮质的神经细胞数量明显减少,神经元丧失很多,脑体中出现一个个疤斑。对这些疤斑进行深入的研究,发现是由淀粉样蛋白为主组成的,周围聚集着纤维样或颗粒样物质,形成一个个斑片。这就是疤斑,又称老人斑。老人斑在正常老年人的大脑中会有少量的出现,而在老年痴呆症患者的大脑中可有大量存在,而且分布十分广泛。因此,老人斑在大脑中的分布及数量,往往是确诊老年痴呆症的一个重要的量化标准,然而阻止老人斑在大脑中形成的"天敌"很少,唯一能阻止其合成的就是ω-3。当ω-3进入人体后,会形成DHA和它的衍生物神经保护素DI,这种保护素专门用来抑制β-淀粉样蛋白的形成,使大脑中避免出现老人斑。因而国际上通常用高浓度的ω-3作为老年痴呆症的辅助治疗手段和预防方法,因为DHA是大脑细胞的形成、发育及运作不可缺少的物质。同时,人的记忆力、思维功能都有赖于DHA来维持和增强,是一种公认的补脑、健脑及护脑的最佳营养品,也是预防老年痴呆症最好的营养品。

2. ω-3具有活化大脑细胞的功能

专家在研究中发现,人的大脑神经细胞突起的尖端上有着丰富的由ω-3转变而来的DHA。为什么DHA会在神经细胞尖端上出现,它有什么功效呢?随着研究的深入,专家发现大脑神经细胞尖端上的DHA担负着修复受损的神经细胞,活化残存的神经细胞的功能。此

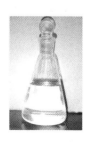

外,DHA还能增进神经细胞发育的蛋白质的合成。大家知道,人的大脑神经细胞一旦萎缩死亡,就不可能复活,造成大脑神经细胞死亡的根本原因,就是这些细胞突起的尖端上缺乏DHA。因此,神经细胞一旦受损无法及时加以修复,最后导致细胞的死亡。死亡的神经细胞越多,人的脑功能便越差,最后导致老年痴呆症的形成。因此,国际上的专家公认DHA是预防老年痴呆症和阿尔茨海默症最好的营养品,因此通常通过测定老年人血液中的DHA数量的多少,来预测日后是否会患上老年痴呆症。这个实验最初由美国的塔夫茨大学的加恩斯特教授实施,他对1 137位老人的血液进行DHA的含量检测。9年后有64位老人患上了痴呆症,这些患病的老人当时检测时DHA普遍偏低,而那些DHA含量高的老人,一个也没患上痴呆症。

DHA不仅在预防老年痴呆症的发生中功不可没,在老年痴呆症的辅助治疗中同样功效显著。日本的一位著名的专家对18名具有老年痴呆症症状的患者,进行连续6个月的大剂量的ω-3补充。结果令人惊喜地发现,有7%的患者症状有了明显的改善。

3. ω-3具有消除大脑慢性炎症的功效

国际上最著名的欧咪伽健康之母——阿特米斯·西莫普勒斯教授认为,老年痴呆症其实是一种慢性炎性疾病。她的论断在老年痴呆症患者的尸体解剖中得到了证实,原来死者的大脑中有一个含量很高的"白细胞间介素"——IB前炎性物质。于是专家们试着用抗炎药对老年痴呆症患者进行治疗,结果取得了意想不到的效果,患者的心智及情绪有了明显的改善。此外,有专家对双胞胎老人进行试验,惊喜地发现服用抗炎药的那组老人的老年痴呆症发病率远低于服安慰剂的那组老人。既然老年痴呆症是一种慢性炎症,于是专家们将抗炎效果十分理想的ω-3用于老年痴呆症的辅助治疗,其间有900名老人参加了试验。试验结果表明,凡长期服用ω-3的老人患老年痴呆症的概率远低于摄入ω-6较多的老人。由此可见,ω-3对老年痴呆症绝对有预防和辅助治疗的作用。

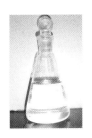

第八节 ω-3的美容减肥功能

ω-3的强大的保健功能早已被人们所熟知,但ω-3的美容减肥功能可能了解的人不多。据近期多个国际营养大会的科学家宣布,ω-3最惊人的新发现无疑是在美容减肥领域中的功效。如果长期均匀地摄入ω-3,不仅可以使人的皮肤变得细腻、白嫩,远离问题性皮肤的困扰,而且还能有效地消耗人体内的热量,具有惊人的减肥效果。ω-3的美容减肥新发现,无疑是无数爱美人士的福音。ω-3的美容减肥新发现,同时也为美容行业带来新的突破和发展。

一、ω-3在皮肤美容中的重大突破

1. 一般化妆品很难进入皮肤表层

人的皮肤与其他器官一样是有生命的,因此它的细胞也需营养和氧气的濡养才能存活,如果皮肤缺乏营养,那么皮肤就会变得灰暗、粗糙、缺乏弹性、形成暗疮、容易过敏。面对众多的皮肤问题,人们往往寄希望于美容化妆品来改善皮肤的衰老问题。然而,令人沮丧的是人的皮肤表层结构异常紧密,角质层外又有一层由脂肪酸、乳酸、氨基酸等不亲水性物质组成的薄膜保护。因此人的皮肤表层连水也进不去,而化妆品中的营养物质由于分子结构比较大,是无法进入皮肤表层的。据科学的测试,真正能进入皮肤表层的营养物质充其量不到5%,也就是说95%营养物质是无法进入皮肤表层,为皮肤细胞提供营养物质的。

为了能让营养物质艰难地进入皮肤表层,科学家发明了超声波等美容仪器,试图将更多的营养物质送入皮肤细胞中去,但由于皮肤的特殊结构,即使采用各种先进的仪器,真正能进入皮肤表层的营养物

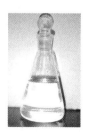

质仍然是少之又少。科学家一致公认,皮肤细胞的营养主要来自于人的血液输送,因此要使人的皮肤变得健康、美白、细腻及富有弹性,最根本的是要解决皮肤细胞的营养输送问题,而外用美容化妆品只能起到皮肤护理的辅助作用。

2. 高脂肪食物对皮肤的危害很大

要使营养物质能顺利地送达到皮肤细胞中去,那么毛细血管功不可没。人体中的血管可达10万千米,其中绝大多数是遍及人体各个部位的毛细血管。毛细血管的管壁异常之薄,不到1微米,仅由一层内皮细胞组成。虽然毛细血管又细又薄,但它的作用十分重要,由于它具有半渗透性,因此能将营养物质和氧气释放到组织细胞中去,同时又能将二氧化碳及细胞的代谢废物收集起来运送到静脉中并排出体外,因此人体中的每一个细胞的生存,包括皮肤细胞的生存,均离不开毛细血管。凡是血液循环好,毛细血管通透率高的人,皮肤会呈现出红润、细腻、嫩白、富有弹性。要使毛细血管的通透率提高,很重要一点是要减少高脂肪食物的摄入。食物中脂肪含量过高,极易导致血黏度增大,血流减慢,毛细血管萎缩并出现堵塞。那么皮肤细胞所需的营养物质和氧将无法送达,皮肤将因缺乏营养和氧而出现各种各样的皮肤问题。最新国际的ω-3研究成果揭示,要使人的毛细血管保持良好的通透率,每天摄入足量的ω-3是关键。ω-3不仅能燃烧过多的脂肪,而且还能立竿见影地降低血黏度,增加毛细血管的弹性,使毛细血管的血液通透率大为提高。因此,科学家宣布,凡每天补充足量ω-3的人,皮肤将会变得十分健康。

3. ω-3可以大大减缓皮肤细胞的衰老

皮肤健康与否、能否延缓衰老,关键在于皮肤表层细胞的活跃程度,只有当皮肤细胞正常地、足量地获得氧气和营养,才能加速细胞的新陈代谢和分裂,不断有新的细胞取代死亡的细胞,使皮肤始终处于健康的

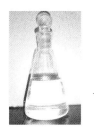

状态。因此,皮肤细胞体内的营养供给技术已成为当今皮肤护理的新趋势。而ω-3的足量摄入可以维护皮肤细胞膜的稳定性,在皮肤细胞膜上形成一层保护膜,从而阻隔因ω-6过多摄入而形成的炎症和癌症因子与皮肤细胞的接触,确保皮肤细胞膜的稳定和安全,从而可大大提高皮肤细胞的活性和通透性。皮肤细胞膜稳定了,细胞受炎症和癌症因子的攻击大为下降了,那么将会大大延缓皮肤细胞的衰老和死亡。

4. ω-3具有抗击皮肤慢性炎症的功能

在美容护肤领域,专家一般将皮肤敏感、灰暗、粗糙、皱纹、暗疮等列为问题皮肤,那么问题皮肤是如何形成的,它形成的机制是什么?根据日本科学家的研究,问题皮肤其实是慢性炎症的一种反应。炎症其实是机体的一种保护性反应,当细菌和病毒等病源体入侵人体时,机体中的免疫系统会自动开启,释放出大量的巨噬细胞、T淋巴细胞及单核细胞等各种免疫细胞,对来犯的病体进行围歼,以保证机体安然无恙。然而,在大多数情况下,当病原体被击退,急性炎症反应平复后,炎症的进程并未停止,免疫细胞释放出来的活性氧并没有停止攻击,但它们的攻击对象已由细菌和病毒变成了机体中的蛋白质,细胞膜上的脂质和DNA基因及微小血管。机体中的这些物质在活性氧的攻击下,慢慢地被氧化,并以一种十分轻微的炎症态势长期存在下去,最后形成慢性炎症,皮肤问题的出现就是这种慢性炎症的具体表现,要彻底改善皮肤问题,应从根本上阻止慢性炎症的形成和发展。

科学家发现,慢性炎症的发展关键是得到了白细胞三烯 B_4 的支援,白细胞三烯 B_4 生成的关键物质是致炎因子——花生四烯酸(AA),花生四烯酸则是由人们平时过多摄入的ω-6脂肪酸演变而成的。而人们平时所摄入的植物油和动物脂肪却拥有丰富的ω-6脂肪酸。由此可见,ω-6脂肪酸是致炎症物质,平时摄入越多,那么产生及助长慢性炎症的概率也高。

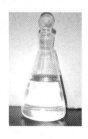

如果说ω-6脂肪酸是致炎症物质的话,那么ω-3脂肪酸则是阻止炎症物质。因为ω-3脂肪酸摄入人体后,会演变成EPA(二十碳五烯酸)。EPA有着近似阿司匹林及其他非类固醇药物的功能,会与人体中的某些酶合成能阻止慢性炎症发生的白细胞三烯B_5和前列腺素E_3。当人体中的白细胞三烯B_5和前列腺素E_3占上风时,那么由ω-6脂肪酸合成的致炎症物质白细胞三烯B_4和前列腺素E_2就会大大降低,人体会处于一种平衡的状态,从而慢性炎症就会得到抑制,人体中的各种器官,包括皮肤这个最大的器官就可免受慢性炎症的煎熬,皮肤就会远离粗、暗、皱及暗疮、过敏等状态,长久保持健康。

5.ω-3能有效改善皮肤灰暗状态

谁都希望自己的皮肤细嫩、白皙一点。然而,在生活中绝大多数的女性一过30岁之后皮肤就开始变黄、变灰、变粗。原因是什么呢?其实很简单,这是皮肤细胞缺氧、缺营养所致。而造成皮肤缺乏营养和氧的根本原因,就是血液循环不理想,无法将营养和氧气送到每一个皮肤细胞中去。当皮肤细胞缺少氧和营养的供应,那么细胞的活性将大为下降,细胞的新陈代谢就会减弱了,细胞的分裂就会停止,从而导致皮肤因缺氧而变得灰暗,缺乏光泽。

科学家在研究中发现,造成血液循环不理想的原因有不少,但关键是血液过于黏稠所致。当人的血黏度增高,那么血小板就会缠绕起来,使红细胞出现粘连,从而大大减少红细胞的携氧能力,导致皮肤细胞所获得的氧气也大为减少。红细胞的粘连还会造成皮肤细胞中的代谢废物和二氧化碳无法彻底地排出体外。轻的会使皮肤细胞失去活力和分裂能力,重的则会导致皮肤细胞萎缩,甚至死亡。最终的结果,使皮肤出现粗、暗、皱等问题。目前降低血黏度的办法有不少,最常用的是口服阿司匹林,因为阿司匹林能有效地阻止血小板的缠绕,降低血黏度。但是阿司匹林有一个很大的不良反应,久服会引起胃溃疡。不过科学家已找到阿司匹林的取代品,那就是ω-3脂肪酸。ω-3

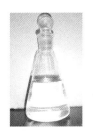

脂肪酸不仅阻止血小板缠绕的能力更优于阿司匹林，而且没有不良反应，一般用不着一个月的时间血黏度就会自然降下来，两三个月后，皮肤灰暗的问题就能有效地得到改善。

6. ω-3能有效地抑制痤疮的发生

痤疮俗称"粉刺"、"黑头"、"青春痘"，美国的皮肤病教科书中将痤疮定义为是一种非传染性的毛囊皮脂腺的慢性炎症性疾病。痤疮好发于20岁左右的男女青年，皮损部位主要集中在面颊、额部、下颌部和鼻颊沟。如护理不当，痤疮愈合后会留下难看的凹洞和瘢痕。

目前痤疮在美容院中的处理大都采用清洁、祛油、针挑等方法，但往往很难奏效。如果针挑痤疮排出脓汁时处理不慎，会损伤真皮层，留下凹洞和瘢痕。其实，痤疮是一种炎性反应，是平时饮食中过多摄入致炎性物质ω-6脂肪酸所致。由于痤疮是慢性炎症在皮肤中的反应，因此素有抗炎英雄之称的ω-3脂肪酸近年在皮肤的护理保养中异军突起，取得了良好的效果，当痤疮患者摄入平时人体中极为缺乏的ω-3脂肪酸后，会抑制ω-6脂肪酸所产生的炎症反应，从而控制住痤疮炎症的发展，直至痊愈，而且不会留下瘢痕。

7. ω-3可平复面部皮肤微小皱纹

人的皮肤之所以会出现皱纹和失去弹性，关键是因为皮肤中胶原蛋白的流失。胶原蛋白是人体皮肤内一种主要的蛋白质，它以胶原纤维的形式存在于皮肤中，具有很强的生物活性及生物功能，并参与皮肤细胞的迁移、分化和增殖。如果皮肤缺乏胶原蛋白，皮肤就会失去弹性并变薄老化，同时还会导致真皮的纤维断裂、脂肪萎缩、汗腺及皮脂腺分泌减少，使皮肤出现皱纹、色素沉着等一系列的老化现象。

女性的皮肤一般到了25岁之后，渐渐地出现了皱纹，皱纹的出现其实与皮肤内胶原蛋白的含量逐年下降有关。为了防止皮肤出现皱

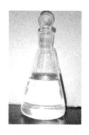

纹及失去弹性,许多美容化妆品中均含有胶原蛋白。但是胶原蛋白是一种大分子物质,很难通过皮肤表层进入人体的皮肤,因此单靠美容化妆品防皱一般很难有效。不过科学家在试验中意外地发现,当足量的ω-3脂肪酸进入人体之后,会刺激胶原蛋白的分泌,补充日趋减少的胶原蛋白,从而能有效地减缓皱纹的出现,对已出现的细小皱纹能起到平复的作用。如果将ω-3胶囊中的ω-3挤出涂抹在面部皮肤上,将有助于皮肤微小皱纹的平复。

8. ω-3可抑制皮肤过敏

科学家在实验中意外地发现,ω-3有着极强的抗皮肤过敏的功能。少数人之所以极易在使用化妆品后引起过敏,主要是体内ω-3缺乏。因为ω-3能抑制过敏物质的释放,阻止免疫系统的过度反应,减少过敏的发生。其次ω-3能维护皮肤细胞膜的稳定,防止钙离子进入细胞内,从而阻止了组胺被激活和释放,组胺的释放是导致皮肤过敏的主要原因。此外,过敏其实是一种炎症反应,当炎症发生时,那些致敏因子,如组胺、激肽、前列腺素及白细胞会在炎症部位集结,从而导致毛细血管的扩张和组织水肿,如这种症状发生在皮肤中,皮肤就不可避免地会出现过敏。而ω-3是"抗炎英雄",能抑制炎症的发展,从而可大大减少皮肤过敏的发生。

二、ω-3在减肥瘦身中的重大突破

肥胖是现代人挥之不去的梦魇,肥胖不仅有损于人的容貌,而且有损于人的健康。如前所述,肥胖是百病之源,肥胖会诱发糖尿病、高血脂、冠心病、脑血栓、胆囊炎、胰腺炎,甚至癌症。肥胖形成的因素有很多,既有遗传的因素,也有热量过剩的因素等。然而,国际上的ω-3营养专家经过长期的研究惊奇地发现,人之所以会出现肥胖,是与人体内缺少ω-3有着最直接的关系。一旦摄入足量的ω-3,人的体重

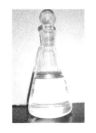

不仅能有效地降下来,而还能有效地防止肥胖、糖尿病、冠心病、脑血栓等并发症的发生。

1. ω-3能阻止三磷酸腺苷的生成

人之所以会出现肥胖的症状,很重要的原因是摄入热量过多,运动太少,摄入的热量消耗不了,于是以脂肪的形式在人体中囤积起来,形成肥胖。国际上ω-3的权威研究发现,ω-3有着极强的热量消耗功能,当人体摄入的多余热量尚未转化成为脂肪之前,便被人体摄入的ω-3燃烧掉了。因此专家认为,只要在增加ω-3摄入的同时,减少高糖促炎的碳水化合物及饱和脂肪酸的摄入,那么只要正确运用这一简单的加法和减法公式,人的健康状况不仅将大为提高,而且还能轻轻松松地减肥,同时人的皮肤、头发、口腔黏膜、神经和腺体将保持在良好的状态,可以使人远离心脑血管疾病、高血压和自身免疫病。

为什么ω-3可以燃烧人体中多余的热量呢?原来食物进入人体后会生成一种为体内活动储存和释放热量的高能量磷酸盐分子——三磷酸腺苷。这种高热量的分子聚集大量的热量使人肥胖起来。科学家发现,吃再多的减肥药,还不如寻找到一种能阻止食物转化为三磷酸腺苷的物质,将摄入的食物热量在线粒体中被燃烧掉,科学家称这个过程为"氧化磷酸化"。很快,这种物质被美国科学家成功地找到了,那就是麻黄素。虽然麻黄素能成功地氧化磷酸化,阻断三磷酸腺苷的形成,但是麻黄素有一定的毒副作用,最终被美国食品及药物管理局否定了。然而,功夫不负有心人,美国的科学家发现ω-3有着比麻黄素更强的阻断三磷酸腺苷形成的功效,而且没有任何毒副作用。因此,只要摄入足量的ω-3,大多的食物热量就会以体热的形式散发掉,不会在人体中囤积起来,从而可以保持苗条的身材和挺拔的身姿。于是,服用ω-3现已成为用不着过多忌口,也用不着过多运动,便能阻止肥胖发生的轻松减肥方法,而受到爱美人士的欢迎。美国的权威专家展望,美国国民只要注意补充ω-3的摄入,那么全国肥胖者的比

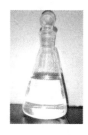

率将会大幅度下降。

2. ω-3能增强细胞对胰岛素的敏感度

美国科学家在对肥胖者的研究中发现,胰岛素水平偏高具有促炎的作用,这是人体体重超标者即使采用严格的节食方法也难以减肥的真正原因。如果人体内胰岛素的水平长期居高不下,那么多余的胰岛素就会变得反应迟钝起来,会持续地向血液中转移,导致脂肪在人体中转移并囤积起来。因此,提高细胞对胰岛素的敏感度对减肥有着决定性的作用。胰岛素的感受器位于细胞膜内,通常它守护着细胞的大门,控制着物质的进出。如果细胞膜中ω-3缺乏,那么细胞将会变得十分脆弱和迟钝。胰岛素无法开启细胞的大门,将血糖送入细胞内,导致人体的血糖升高,对人的健康构成威胁。而ω-3则能增强细胞对胰岛素的敏感度,使感受器变得柔韧灵活起来,敏锐地发挥着控制胰岛素的水平,从而将血糖降下来,确保将糖和氨基酸充分地吸收进入细胞内,以强壮人的肌肉及减少脂肪的囤积。

3. ω-3能抑制脂肪合成酶的生成

科学家早就发现,人的肥胖与人体中一种叫做脂肪合成酶的物质有关。脂肪合成酶通常在人的肠道中,是能将脂肪分解成极小微粒,并能让肠道吸收的一种酶。人体内如果脂肪合成酶过多,那么极易引起脂肪在人体中囤积起来,导致肥胖发生。美国科学家在反复研究中,获得了梦寐以求的答案,原来ω-3有着强烈地抑制脂肪合成酶生成的功能。如果人体中脂肪合成酶的生成大为减少的话,那么将有1/2左右的脂肪不能被分解成易被肠道吸收的小分子脂肪,只得随着粪便被排出体外,从而能有效地阻止肥胖的发生。

此外,科学家发现ω-3能直接影响细胞内的代谢基因,而这些代谢基因控制着人体内糖原的合成及脂肪的储存。如果人体内的代谢基因过于活跃,那么极易引发肥胖。科学家在后续研究中发现,代谢

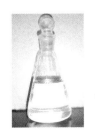

基因与一种名为过氧化物酶体增殖活化受体的类固醇物质有关。当 ω-3 与其结合时，这类物质能"激活"一些能加速脂肪燃烧的基因。进一步的研究还表明，ω-3 脂肪酸能激活一种名为解偶蛋白-3 的物质，而解偶蛋白-3 则在热量代谢中发挥着重要的作用。当解偶蛋白-3 的水平越高，那么被以体热的方式消耗的热量就越多。热量的消耗能减少脂肪的储存，有效地遏制肥胖的发生。

4. ω-3 能刺激瘦素的分泌

瘦素的发现可追溯到 1994 年，科学家从肥胖的小鼠体内分离出了肥胖基因，这种基因具有合成脂肪的功能，导致人肥胖。有趣的是，它同时还能分泌出一种激素，这种激素与肥胖基因恰恰相反，能使肥胖的人消瘦下来，因而被科学家命名为瘦素，瘦素的发现曾引起整个世界医学界的轰动。

1999 年，科学家开始用瘦素治疗肥胖症，效果令人振奋。那么瘦素是如何减肥的呢？原来，瘦素是直接对大脑起作用，它会适时地向大脑传递信息，提醒大脑控制进食的中枢神经，告知人体内脂肪已饱和，要求关闭进食的开关。当人体的体重下降，脂肪减少后，瘦素则会要求大脑打开关闭的开关。

那么瘦素是何物呢？它是一种由脂肪细胞分泌出来的多肽激素。科学家发现，ω-3 能刺激瘦素的分泌，当肥胖者摄入足量的 ω-3 后，血液中的瘦素就会增加，从而阻止了肥胖的发生。

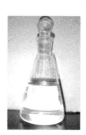

后　记

　　《生命的保护神——欧咪伽-3脂肪酸》是继《神奇的脂肪酸 ω-3》后，作者的又一本科普力作。

　　《神奇的脂肪酸 ω-3》出版之后，在读者中引起了较大的反响，作者收到了大量的读者来信，除了希望能买到 ω-3 的求购信外，大部分读者来信是咨询 ω-3 与健康的关系问题的，读者希望作者能提供更多的 ω-3 的信息。

　　为了满足广大读者的愿望，作者参考了国外欧咪伽健康专家的最新观点，对人类必需的营养元素——脂肪进行了全方位、系统的诠释，从脂肪的来龙去脉、脂肪的分类、脂肪的食用误区，直至 ω-6 脂肪酸的弊端及 ω-3 脂肪酸的保健功能，一一作了详细的、深入浅出的阐述，形成这本可读性、趣味性和实用性都很强的科普读物。

　　《生命的保护神——欧咪伽-3脂肪酸》的出版，相信也一定会在读者中引起反响，我们将一如既往地热爱科普创作，向读者提供更多的国际上 ω-3 脂肪酸研究的新的信息，为人类的健康、长寿作出一些微薄的贡献。

编者
2009 年 2 月

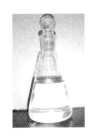